儿童钙、铁、锌能量食谱

陈治锟 编著

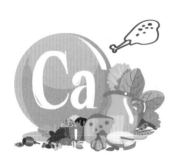
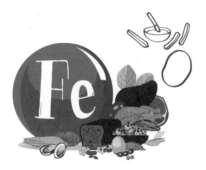
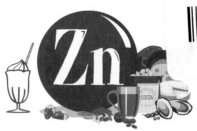

黑龙江科学技术出版社
HEILONGJIANG SCIENCE AND TECHNOLOGY PRESS

图书在版编目（CIP）数据

儿童钙、铁、锌能量食谱 / 陈治锟编著 . —— 哈尔滨：
黑龙江科学技术出版社，2022.2
ISBN 978-7-5719-1265-9

Ⅰ.①儿… Ⅱ.①陈… Ⅲ.①儿童－钙－营养缺乏病
－食物疗法－食谱②儿童－铁－营养缺乏病－食物疗法－
食谱③儿童－锌－营养缺乏病－食物疗法－食谱 Ⅳ.
① R247.1 ② TS972.161

中国版本图书馆 CIP 数据核字 (2021) 第 279023 号

儿童钙、铁、锌能量食谱
ERTONG GAI、TIE、XIN NENGLIANG SHIPU

作　　者　陈治锟
策划编辑
封面设计　深圳·弘艺文化　HONGYI CULTURE
责任编辑　马远洋
出　　版　黑龙江科学技术出版社
地　　址　哈尔滨市南岗区公安街 70-2 号
邮　　编　150007
电　　话　（0451）53642106
传　　真　（0451）53642143
网　　址　www.lkcbs.cn
发　　行　全国新华书店
印　　刷　哈尔滨市石桥印务有限公司
开　　本　710 mm×1000 mm　1/16
印　　张　14
字　　数　200 千字
版　　次　2022 年 2 月第 1 版
印　　次　2022 年 2 月第 1 次印刷
书　　号　ISBN 978-7-5719-1265-9
定　　价　39.80 元

PREFACE

在孩子成长发育过程中，钙、铁、锌一直都扮演着非常重要的角色，是必不可少的要素。它们就像三大护法，相辅相成，保证孩子的健康成长。

这其中，钙是人体中含量最多的矿物质之一，对人体骨骼、牙齿的发育具有非常重要的作用。人体的血液、组织液和软组织中也含有一定量的钙。如果孩子缺钙，就会出现夜啼、枕秃、夜间盗汗、方颅、骨骼畸形、出牙延迟易患龋齿等情况，严重的还会危害孩子的身心健康。随着年龄的增加，孩子对钙的需求也逐渐增加。所以，父母应在日常饮食上给孩子及时补充钙质。

如果孩子缺铁，就很容易出现缺铁性贫血等问题，影响胃肠道的正常消化吸收，引起营养缺乏及吸收不良综合征等，从而影响孩子正常的生长发育。缺铁使人体肌红蛋白合成受阻，可引起肌肉组织供氧不足，运动后易发生疲劳、乏力、活动力减退等情况，从而影响孩子的活动能力。一般情况下，即使是健康的足月孩子，到半岁左右的时候，体内的铁元素也基本上用完了，这时候就需要及时补充铁。

锌是一些酶的组成要素，参与人体多种酶活动，参与核酸和蛋白质的合成，维持正常食欲，能提高人体的免疫功能，促进孩子的生长发育。

缺什么，补什么——补钙、补铁、补锌是伴随孩子成长的很重要的事情。本书结合孩子生长发育的特点，详述了在什么情况下需要给孩子补钙、补铁、补锌，需要补多少、怎么补。同时，从哺乳期开始，到添加辅食，到幼儿期、学龄前期，直到学龄期，本书为家长们准备了孩子一周食谱推荐，让孩子吃得健康、吃得营养，补好钙、补足铁、补够锌，助力孩子成长。

CONTENTS

Part 1 正确补钙，孩子长得身高体壮

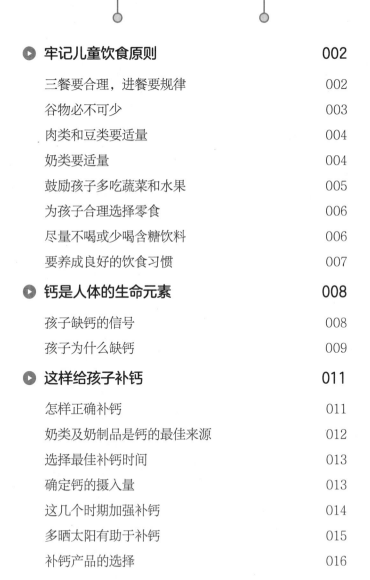

CONTENTS

Part 2 科学补铁，预防贫血

Part 3 适当补锌，为健康加分

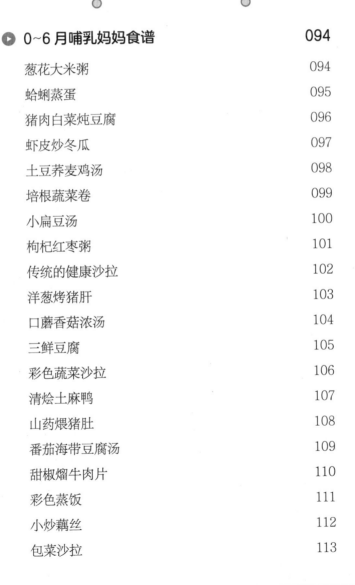

Part 4 一周儿童钙铁锌食谱推荐

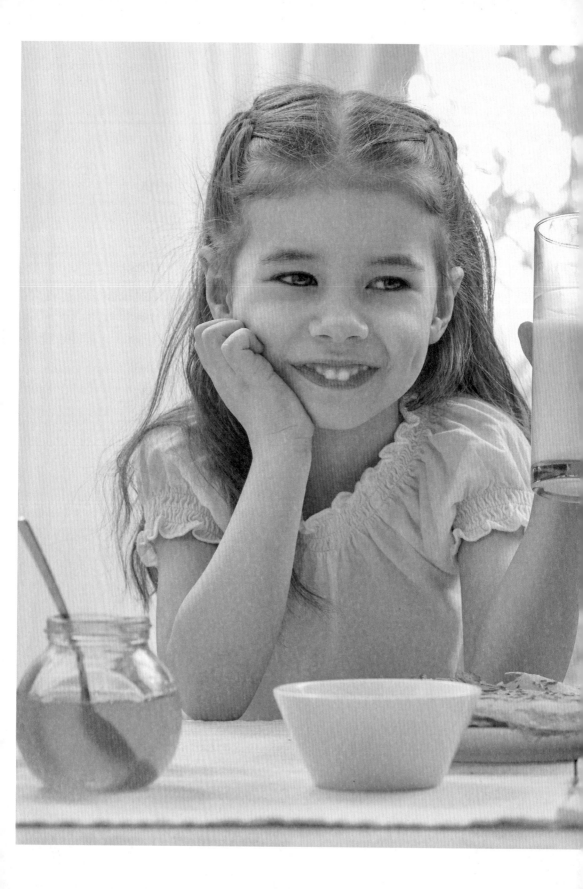

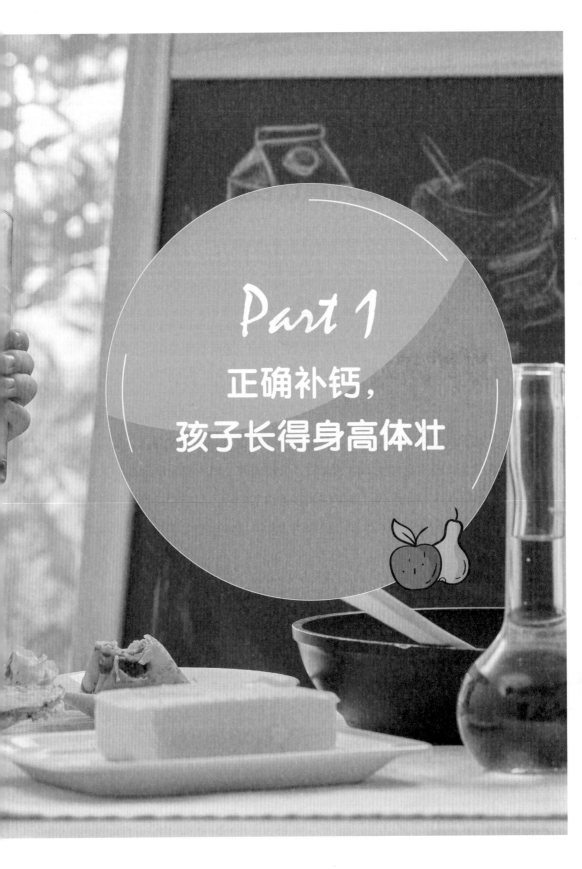

Part 1

正确补钙，
孩子长得身高体壮

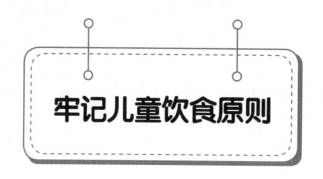

儿童饮食要有规律、多样化，保证营养丰富，并且做到清淡。儿童要经常吃含钙丰富的奶及奶制品和大豆及其制品等，以保证钙的足量摄入，促进骨骼的发育和健康；经常吃含铁丰富的食物，如瘦肉等，同时搭配富含维生素 C 的食物，如新鲜的蔬菜和水果，以促进铁在体内的吸收，保证铁可以充足摄入和利用。儿童还应经常进行户外活动以促进皮肤合成维生素 D，有利于钙的吸收和利用。

▶ 三餐要合理，进餐要规律

儿童一日三餐的时间应相对固定，做到定时定量，在进餐时细嚼慢咽。早餐提供的能量应占全天总能量的 25%~30% 为宜，午餐在一天中起着重要作用，要吃饱吃好，有条件的地区提倡吃"营养午餐"，晚餐要适量。

每天吃早餐，并保证早餐的营养充足。可结合本地饮食习惯，丰富早餐品种，保证早餐的营养质量。一顿营养充足的早餐至少包括以下四类食物：

谷薯类	谷类及薯类食物，如馒头、花卷、面包、米饭、地瓜、紫薯等。
肉蛋类	鱼禽肉蛋等食物，如蛋、猪肉、牛肉、鸡肉、鱼肉等。
奶豆类	奶及其制品、豆类及其制品，如牛奶、酸奶、豆浆、豆腐脑等。
果蔬类	新鲜蔬菜水果，如菠菜、西红柿、黄瓜、西蓝花、苹果、梨、香蕉等。

▶ 谷物必不可少

谷类食物分为全谷物和精制谷物。所有谷类的谷粒都有 3 个部分：胚乳、胚芽和谷皮。在制作过程中，不除去胚芽和糠皮，就是全谷类，如糙米、荞麦、燕麦、玉米、全麦。精制谷物在加工过程中去除了胚芽和谷皮，常见的食品有白面包、面条、米饭和饼干等。由于谷类中的维生素、矿物质、纤维素及油脂大都存在于麸皮和胚芽中，因此，家长们在给孩子吃的谷物中不应全部选择精米、精面类食品。谷类食物中含有帮助消化的纤维素和提供能量的糖类。此外，谷物中还含有丰富的 B 族维生素，有些强化速食麦片能提供一天所需的多种维生素和矿物质。

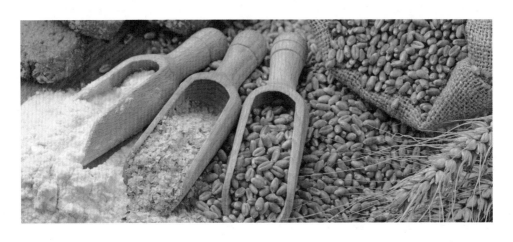

▶ 肉类和豆类要适量

这一类指的是所有能提供蛋白质的食物，不仅包括肉类和豆类，还有鱼类、蛋类和坚果，这些食物能为孩子提供铁、锌和部分 B 族维生素。如果孩子主要吃猪肉，建议调整肉食结构，适当增加鱼、禽类，推荐每日摄入量 30~50 克，最好能经常变换种类。

豆类食品富含蛋白质和多种不饱和脂肪酸等，营养价值很高，但如果孩子因为有豆腥味儿不喜欢吃，可以在烹调过程中采取适当方法去除豆腥味。如将黄豆磨成粉后与面粉掺和制作糕饼，在炒黄豆前用凉盐水把豆子洗一下等。同时，要对孩子解释吃豆类食品的好处，不要逼孩子吃，以免使其产生逆反心理。此外，也可以选择豆制品，如豆腐、豆浆等给孩子吃。

▶ 奶类要适量

多数奶制品都富含强化牙齿和骨骼的钙质，吸收率高，是宝宝最理想的钙源。每天喝 300~600 毫升牛奶，就能保证宝宝的钙摄入量达到适宜水平。奶制品还是很好的蛋白质来源，如果孩子不喜欢吃肉，多吃奶制品也可以补充蛋白质。在给孩子选择牛奶时，要特别注意不要用含乳饮料来代替液体牛奶。含乳饮料不是奶，大多是低蛋白、低钙和高糖以及含多种添加剂的产品。

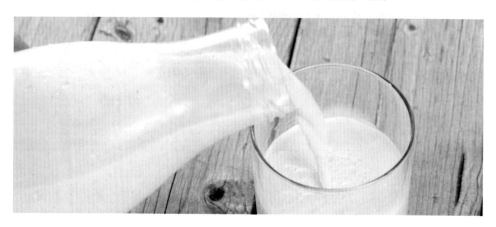

选择的时候要首先看产品包装上是否有"饮料"或"含乳饮料"的标注；其次看成分表，液体牛奶的成分表上只有纯鲜牛奶一种，而含乳饮料的首要成分则是纯净水；最后通过看蛋白质含量也能辨别含乳饮料和液态牛奶，液态牛奶的蛋白质含量不低于 0.029 克 / 毫升，含乳饮料则是由奶或奶制品为原料，加水、糖、香精、增稠剂及其他配料制成的。

▶ 鼓励孩子多吃蔬菜和水果

蔬菜富含膳食纤维、维生素 C、维生素 A 和钾等营养元素，能保持孩子的身体健康，减少孩子患心脏病、糖尿病及各种慢性疾病的风险。给孩子做饭时，应注意将蔬菜切小、切细，方便孩子咀嚼和吞咽。同时，还要注重蔬菜品种、颜色和口味的变化，从而鼓励孩子多吃蔬菜。蔬菜根据颜色深浅，可以分为深色蔬菜和浅色蔬菜，深色蔬菜的营养价值一般优于浅色蔬菜。深色蔬菜是指深绿色、红色、橘红色、紫红色的蔬菜，其富含胡萝卜素，是中国居民膳食维生素 A 的主要来源，深色蔬菜还含有多种芳香物质，可以促进食欲。常见的深绿色蔬菜有菠菜、油菜、芹菜叶、空心菜、西蓝花等。常见的红色、橘红色蔬菜包括西红柿、胡萝卜、南瓜等。常见的紫红色蔬菜是红苋菜、紫甘蓝等。

水果也能提供大量营养元素，而且水果食用前不用加热，其营养成分不受烹调因素的影响。特别需要注意的是，不能用果汁代替水果，因为果汁是水果经压榨去掉残渣而制成的，这些加工过程会使水果的营养成分如维生素 C、膳食纤维等发生一定量的损失。如要喝，最好亲自给孩子做，并且做完后马上就喝。

▶ 为孩子合理选择零食

儿童的零食要选择卫生、营养丰富的食物。水果和能生吃的新鲜蔬菜含有丰富的维生素、矿物质和膳食纤维；奶类、豆类及其制品可提供丰富的蛋白质和钙；坚果，如花生、瓜子、核桃等富含蛋白质、多不饱和脂肪酸、矿物质和维生素 E。谷类和薯类，如全麦面包、麦片、蒸红薯等也可做零食。油炸、高盐或高糖的食品不宜做零食。吃零食的量以不影响正餐为宜，两餐之间可以吃少量零食，但不能用零食代替正餐。吃饭前、后 30 分钟内不宜吃零食，不要在看电视时吃零食，也不要边玩边吃零食，睡觉前 30 分钟不吃零食。吃零食后要及时刷牙或漱口。

▶ 尽量不喝或少喝含糖饮料

多数饮料都含有大量添加糖，儿童要尽量做到少喝或不喝含糖饮料，更不能用饮料替代饮用水，如果喝饮料，要学会查看食品标签，选择含"糖"量低的饮料。

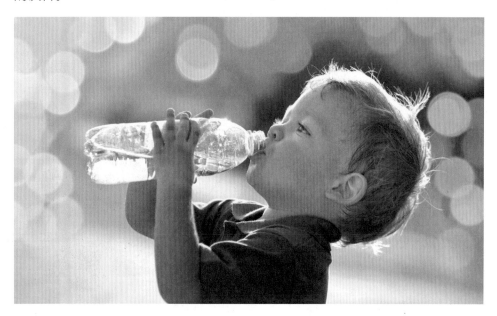

▶ 要养成良好的饮食习惯

学龄前是培养良好饮食行为和习惯的重要和关键阶段。帮助学龄前儿童养成良好的饮食习惯，需要注意以下方面：

① 合理安排饮食，一日三餐加 1~2 次加餐，定时、定量用餐。

② 饭前不吃糖果、不饮汽水等。

③ 饭前洗手，饭后漱口，吃饭前不做剧烈运动。

④ 养成自己吃饭的习惯，让孩子自己使用筷、匙，既可增加进食的兴趣，又可培养孩子的自信心和独立能力。

⑤ 吃饭时专心，不边看电视边吃或边玩边吃。

⑥ 不要一次给孩子盛太多的饭菜，先少盛，吃完后再添，以免养成剩菜、剩饭的习惯。

⑦ 吃饭应细嚼慢咽，但也不能拖延时间，最好能在 30 分钟内吃完；不要急于求成，强迫孩子吃某种不喜欢的食物，这样会加深孩子对这种食物的厌恶感。

⑧ 不要吃一口饭喝一口水或经常吃汤泡饭，这样容易稀释消化液，影响消化与吸收。

⑨ 不挑食、不偏食，在许可范围内允许孩子选择食物。

⑩ 不宜用食物作为奖励，避免诱导孩子对某种食物产生偏好。

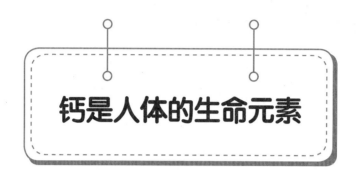

钙是人体的生命元素

　　钙是人体中含量最多的矿物质，对人体骨骼、牙齿的发育具有非常重要的作用。另外，人体的血液、组织液和软组织中也含有一定量的钙。虽然这些钙量约占人体质量的1%，但是对于骨骼的代谢和生命体征的维持有着非常重要的作用。钙还可以维持肌肉神经的正常兴奋、调节细胞与毛细血管的通透性和强化神经系统的传导功能等。随着年龄的增加，孩子对钙的需求也逐渐增加。所以，应在日常饮食上给孩子及时补充钙质。

▶ 孩子缺钙的信号

　　由于孩子生长迅速，并且户外活动少、晒太阳少，致使钙的吸收不足而导致各种缺钙表现。当孩子缺钙严重时，肌肉、肌腱均松弛。如果腹壁肌肉、肠壁肌肉松弛，会引起肠腔内积气而形成腹部膨大如蛙腹状。如果是脊柱的肌腱松弛，会出现鸡胸的现象。

　　孩子缺钙的表现各种各样，最常见的症状就是夜惊夜啼、枕秃、爱出虚汗（如夜间盗汗）、方颅、骨骼畸形（漏斗胸、"O"型腿、"X"型腿等）、出牙延迟、易患龋齿等，这也是医生临床判断宝宝是否缺钙的主要依据。通常缺钙的诊断依据还有：

①是否长期钙摄入不足或维生素 D 摄入不足；

②医院体检或骨矿物质检测结果。

家长应学会根据孩子的表现判断自己的孩子是否缺钙，以便在缺钙时及时给孩子提供含钙丰富的食物。但这些表现并不是特异的，不能单纯以某一个表现就说宝宝缺钙。

1. 烦躁不安，常常不明原因哭泣，不容易入睡，就算入睡了也容易惊醒；

2. 出汗比较多，即使天气不是很热，也容易出汗；

3. 头发发黄稀疏，枕部脱发，后脑勺出现脱发的情况；

4. 比同龄孩子更晚出牙；

5. 囟门闭合迟，肌无力；

6. 神情呆滞、表情少，动作和语言都比同阶段的孩子落后；

7. 前额高突，形成方颅，或有串珠肋，各个肋骨的软骨增生连起似串珠样，常压迫肺脏，使宝宝通气不畅，容易患气管炎、肺炎；严重钙缺乏可导致骨矿化障碍，出现佝偻病的临床表现。

▶ 孩子为什么缺钙？

孩子一旦出现了缺钙的表现，对身体健康影响很大，甚至可能会影响到身体正常发育，那么，是什么原因导致儿童缺钙呢？

儿童对钙元素的需求量大

婴幼儿时期是生长发育最快的一个阶段，在整个生长发育的过程中，骨骼需要大量的钙元素，如果每天钙元素的摄入量没有达到要求，就可能会引起骨骼发育慢、牙齿生长慢等情况出现。

钙的吸收变少

儿童如果没有机会接受阳光的照射，自身所产生的维生素 D 就没有办法满足需求，不能有效地促进钙元素的吸收，因此建议儿童每天接受阳光的照射不少于两小时。

长期饮食单一

对于儿童来说，最主要的钙的来源就是母乳、牛乳、羊乳，而母乳里面所含有的钙磷比例更能够促进儿童对钙的吸收，但是含有的钙元素却非常少，如果单纯使用母乳来进行喂养，没有注意添加辅食，就可能会导致儿童出现钙元素缺少的现象，婴儿出生到 0.5 岁之内，每天所需要的钙为 200 毫克，0.5~1.0 岁，每天所需要的钙量为 250 毫克；大于 1 岁，每天所需钙量为 600 毫克的。因此，一定要多食用虾皮、蛋黄、排骨汤等。

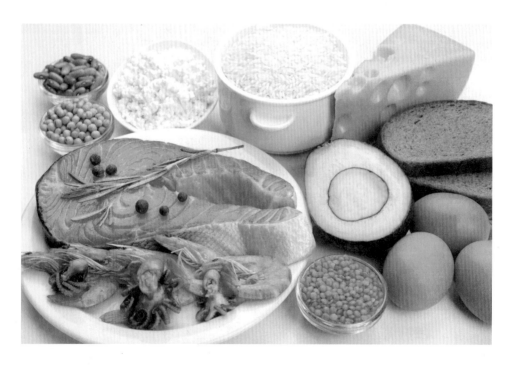

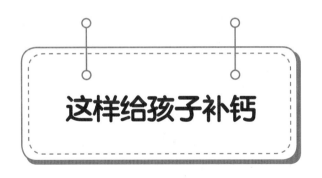

这样给孩子补钙

▶ 怎样正确补钙？

最常用、最传统的补钙食物莫过于奶类及奶制品，这类食物不仅含钙丰富，还容易吸收。奶类和奶制品还含有丰富的矿物质和维生素，其中的维生素 D 可以促进钙的吸收和利用。酸奶也是一类非常好的补钙食品，它不仅可以补钙，其中的有益菌还具有调节肠道的功能，适合各类人群食用。对于那些不喜欢牛奶或者对乳糖不耐受的孩子来说，可以多食用一些替代食物，如牡蛎、紫菜、大白菜、花菜、包菜、青萝卜、小白菜等。不过，补钙也应适量，过量则有害，所以补钙一定要在监测骨钙的基础上补才安全，且应以食补为主。

钙的食物来源很丰富，乳制品如牛奶、羊奶、乳酪、酸奶等；豆类与豆制品；海产品，如虾、虾米、海鱼等；肉类与禽蛋，如羊肉、猪肉、猪骨、鸡蛋等；蔬菜，如黑木耳、蘑菇、白菜等；水果与坚果，如苹果、黑枣、杏仁、南瓜子、花生、莲子等。食物补钙相对比较健康，因此，可以给孩子的食物中适当添加富含钙质的食物，如奶酪、高钙饼干等。对于不喜欢奶制品或者对乳糖不耐受的孩子来说，可以多食用一些替代品，如瘦肉、牡蛎、紫菜、鸡蛋、西蓝花、包菜、小白菜、核桃、花生等。

▶ 奶类及奶制品是钙的最佳来源

影响钙吸收的因素有很多，我们先来看一下它的膳食因素，有利的因素是维生素 D、乳糖、蛋白质；不利的因素有草酸、植酸、膳食纤维，还有脂肪。也就是说，在你吃含钙高的食物的同时，如果有这些有利的因素存在，那么就会促进钙的吸收。相反地，如果存在不利因素，就会抑制钙的吸收。蔬菜中草酸、植酸和膳食纤维的含量都不低，所以虽然蔬菜中也含有钙，但是它的补钙效果并不理想。

豆类、奶类及其制品，包括带骨带皮的小虾、鱼类，还有一些蔬菜、谷类，都富含钙，但是我们更建议大家通过奶类和奶制品来补充。因为牛奶里面含有乳糖，而且还有优质蛋白和维生素 D。这三种物质刚好都是促进钙吸收的。《中国居民膳食指南》建议 2~5 岁的儿童对乳制品每天的摄入量是 350~500 克。那么按照每百克牛奶含有一百毫克的钙来折算，喝掉 350~500 克的牛奶就可以轻松获得 350~500 毫克的钙。因此，我们说奶是膳食钙的最佳来源。

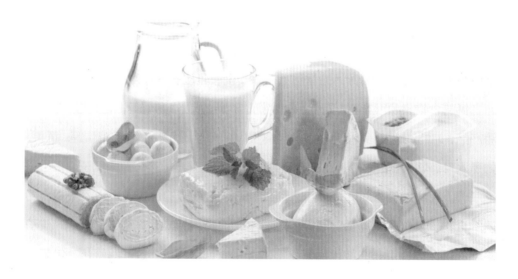

▶ 选择最佳补钙时间

要做到有效地补钙，除了要补充足够的钙之外，还与摄入钙的时间有关系。夜间人体不再进食，但是尿液却会照常形成，血液中的一部分钙仍然不断进入尿液，为了维持正常的血钙水平，人体不得不动用骨骼中的钙。这种体内自行调节的结果使得每天清晨尿液中的钙几乎大部分来自骨钙。而临睡前补钙可以为夜间的这种钙调节提供钙源，阻断动用体内骨钙。此外，白天人体内血钙水平较高，夜间较低，夜间的低血钙水平可刺激甲状旁腺激素分泌，使骨钙分解加快，引发低钙血症。且钙还有镇静作用，有助于睡眠。因此，临睡前补钙，效果更佳。

▶ 确定钙的摄入量

我们都知道钙对孩子的生长发育来说是必不可少的，不少家长十分重视给孩子补钙，但是补钙并非多多益善，过度补钙可能会对孩子造成以下危害。

· 厌食、恶心、便秘、消化不良，影响肠道对营养物质的吸收。

· 造成高钙尿症，患儿早期有轻微的腰痛，可有血尿、泌尿道结石。

· 使血压偏低，钙沉积在心脏瓣膜上影响心脏功能，增加日后患心脏病的危险。

· 若钙在眼角膜周边沉积将会影响视力，引起白内障。

· 钙会抑制铁、锌的吸收，而导致贫血、乏力、生长发育缓慢和免疫力下降。

· 骨骼过早钙化，骨骺提前闭合，使长骨发育受到影响、终末身高受到抑制。

· 血钙过高使软骨过早钙化，前囟门过早闭合，形成小头畸形，制约大脑发育空间。

因此，家长在为孩子补钙时，一定要注意剂量。年龄不同，孩子每日所需的钙量也不同，一般 6 个月内的孩子每日钙的摄入量为 300~400 毫克，7 个月到 2 岁的孩子每日需 400~600 毫克钙，3 岁以上的孩子每日需 800 毫克钙。

补钙要适量，不是越多越好。如果摄入过量，可能会造成宝宝便秘，甚至干扰对其他微量元素（如锌、铁等）的吸收。

▶ 这几个时期加强补钙

1~6 个月

宝宝出生时，胃容量只有不到 50 毫升，出生后 1 个月时可增加到约 100 毫升，到 6 个月时约 200 毫升。这个阶段的宝宝，一方面肠胃功能很脆弱，另一方面胃容量很小。因此，这个阶段补钙以母乳为主，母乳中的钙含量虽然比牛乳低，但钙磷比例恰当，为 2：1，有利于钙的吸收。母乳中含钙量约为 350 毫克 / 升，如果孩子一天吃奶 800 毫升，那么母乳提供 280 毫克左右的钙，通

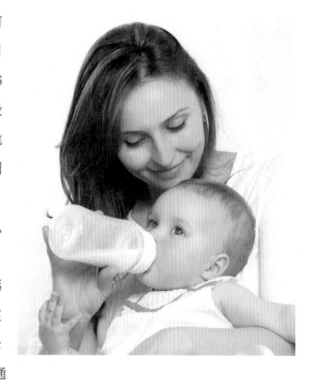

常出生前 6 个月的全母乳喂养的婴儿不会有明显的缺钙情况。但对于母乳不足的妈妈来说，就要给孩子选择质量可靠的配方奶粉和钙质补充剂，否则会影响孩子的生长发育。

6~12 个月

这个阶段的孩子消化功能相对于新生儿要强一些，在 12 个月时，胃容量可以达到 300~500 毫升，这个阶段的宝宝普遍都已添加了辅食，并且已断奶。在这个阶段，许多孩子的主要食物是配方奶粉，外加一些辅食。该阶段的孩子钙需要量为 400 毫克 / 天，这个阶段补钙的主要方式是喂食高品质、高性能的奶粉，另外可选择一些钙补充剂。

1~3 周岁

1 周岁以后到满 3 周岁之前为幼儿期。幼儿期生长发育虽不及婴儿时期迅速，但也非常旺盛，虽然幼儿期的孩子胃容量有所增加，消化功能有所加强，但是牙齿的数目有限，胃肠道消化酶的分泌及肠道蠕动能力相比成人还弱。幼儿期钙的适宜摄入量为 600 毫克 / 天，由于膳食中钙的吸收率仅有 35%，因此，奶及其制品是膳食钙的良好来源。

3~7 周岁

3~7 周岁入小学前为学龄前期。与婴幼儿期相比，此阶段生长发育速度减缓，大脑及神经系统发育持续并逐渐成熟。为了满足学龄前儿童的骨骼生长，每日平均骨骼钙储留量为 100~150 毫克，钙需要量 3 周岁为 350 毫克 / 日，4~6 周岁为 450 毫克 / 日。在这个阶段，孩子已经能够正常进食，应多选择钙含量丰富的奶及奶制品，豆类及其制品尤其是大豆、黑豆钙的含量也较为丰富。

▶ 多晒太阳有助于补钙

阳光是体内维生素 D 合成的天然原料，经常晒太阳可以帮助身体获取足够的维生素 D。阳光中的紫外线照射身体，可以促进皮肤中 7- 脱氢胆固醇生成前维生素 D_3，再依靠皮肤温度转为维生素 D_3。这些物质会通过淋巴运转进入血液，再通过肝脏、肾脏作用成为活性的维生素 D，而维生素 D 就是促进钙质吸收的一种物质。由此可见，在平时经常晒太阳，可以促进补钙是有科学依据的。

阳光中的红外线，还可以透过皮肤进入皮肤组织下起到升温的作用，能促进身体新陈代谢、促进血液循环，这样能加快维生素 D 在血液中的运行，达到快速被身体吸收的补钙效果。

一般在早晨 6：00 ～ 10：00 这个阶段是最适合晒太阳的，因为在这个时候阳光中的红外线充足，而紫外线比较弱，不仅能防止皮肤被紫外线烧伤，还可以起到活血化瘀的作用。又或者是在下午的 4：00 ～ 5：00 这个时间段，也是晒太阳的合适时间，这个时间段太阳即将下山，紫外线也比较弱。

▶ 补钙产品的选择

婴幼儿：优选添加维生素 D、淡口味、喂服方便的钙制剂

新生儿期是人的一生中生长发育最快的阶段，新生儿对钙的需求相对更高，需摄入足够的钙来满足骨骼快速生长的需要。在单纯以母乳或者普通婴儿配方奶喂养时易出现钙缺乏，需要额外补充钙。婴幼儿选钙要考虑钙剂成分、淡口味和喂服方便等因素。优选添加维生素 D 且不含添加剂的钙制剂，有利于骨骼健康生长。婴儿以奶为主食，容易接受含有奶味的钙补充剂，因此，最好选用有淡奶味的钙剂，这样宝宝不容易拒绝，可有较好的依从性。婴儿还没有长牙，不能咀嚼硬的食物，最好选择粉末状或者颗粒状、溶解度好的冲剂，方便家长冲成水溶液喂孩子。婴儿补钙应该选择婴儿钙剂，不能吃成人钙剂。

儿童：最好选择无糖的钙剂，预防龋齿

儿童选钙时要着重考虑剂型、口感和成分。可以选择咀嚼片，让他们自己嚼着吃，还可以锻炼咀嚼功能。年龄越小，对口感越挑剔，所以好的钙剂还得适合孩子的口味，让孩子愿意吃，让爸爸妈妈喂得进。并不建议钙剂中含有过高的糖，最好是无糖成分，以免增加儿童患龋齿的风险。有些钙剂中含的维生素 D 可以促进钙的吸收，起到增强补钙的效果。

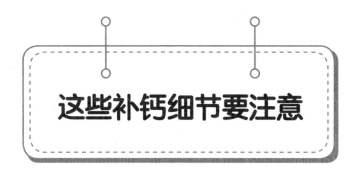

▶ 空腹不宜补钙

无论是食物中的钙，还是各种经口服摄入的钙，进入人体后均需要在胃酸的作用下分解成钙离子。如果没有胃酸的分解消化，钙就无法被吸收利用。胃酸的分泌，除了取决于神经、体液或人体生物钟代谢的调节，更主要还是取决于食物的摄入时间。当食物在口腔内被咀嚼时，胃壁细胞就开始准备分泌胃酸。胃酸不仅可以解离食物中的钙和各种钙剂中的钙，同时对碱性强的钙剂也具有一定的中和作用，可减少其对胃黏膜的刺激。因此，妈妈在给孩子补钙时，切记孩子空腹时不宜补钙。

并且，在补钙期间应该少吃草酸含量高的食物，这是因为草酸在遇到钙元素后，便会形成不溶性沉淀物，进而影响到身体对钙的吸收。补钙之后，最好多晒太阳，能够起到促进钙质吸收的作用。补钙建议少量多次，这样能有更好的吸收效果。

▶ 补钙时不宜将钙片溶入牛奶中服用

有些家长认为牛奶含钙量高，与钙片一同服用补钙效果更好。殊不知，这种方法并不可取。因为钙片中大量的钙离子会使牛奶产生凝固现象，并导致牛奶中的大分子胶质发生变性产生沉淀，特别是将牛奶加热后，这种现象就会更加明显。其实，奶制品本身含钙量就较高，孩子一次服用大量的钙不仅吸收不了，而且会影响补钙的效果。

▶ 补充足量的维生素 D

缺少维生素 D，吃再多的钙也吸收不了多少，骨骼内也不会沉积更多的钙。所以在春夏季节应让孩子多晒太阳，孩子的皮肤经日光照射后可以生成维生素 D。由于秋冬季节日光照射不充足，孩子户外活动少，应注意额外补充一些维生素 D，但每天补充的总剂量不宜超过 800 国际单位（20 微克）。

我们知道，有些钙制品需要补充维生素 D，而有些不需要补充就能吸收。不过，不论给孩子吃哪种补钙产品，维生素 D 都要适量补充，而且最好通过食补、晒太阳或服用鱼肝油的方式进行补充，不要让孩子直接服用纯维生素 D，以免因维生素 D 过量引起中毒。紫外线会直接促使体内生成维生素 D，妈妈应鼓励孩子多晒太阳。

▶ 把握影响钙吸收的因素

影响钙吸收率的因素很多，其中主要有：

①食物因素：如食物中的维生素 D、乳糖、蛋白质都能促进钙盐的溶解，有利于钙的吸收。②机体因素：年龄越小，肠壁的通透性越好，吸收率越高。③维生素 D：钙主动吸收需要维生素 D，当维生素 D 缺乏或不足时，钙主动吸收就会下降，从而间接造成钙缺乏。

▶ 补钙时机要把握

在食物当中会有一定的物质来影响钙吸收。如一些食物中会有的草酸，它很容易与钙结合成草酸钙而在人体内形成结石。因此父母应该在餐前或餐后至少半小时后给孩子服用钙剂，不要和吃饭的时间相冲突。

▶ 乳糖有利于促进钙的吸收

乳糖和钙结合可以形成低分子可溶性络合物，增加小肠吸收钙的速度。

▶ 多摄入蛋白质

因为蛋白质可以促进钙的吸收，尤其是从酪蛋白水解酶分解出的磷肽，可以隔绝钙等阳离子与肠道内阴离子（如磷酸盐离子）结合产生沉淀，使钙一直维持在可溶状态，利于钙积极扩散。

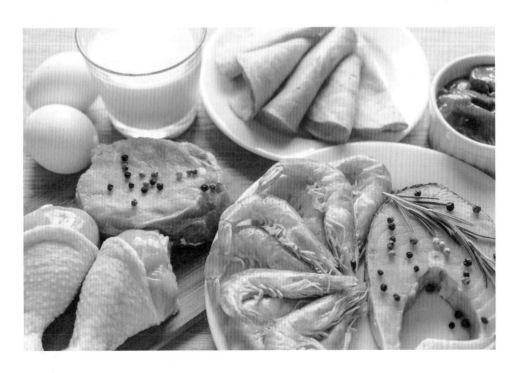

补钙明星食材有哪些

牛奶——高钙易吸收

推荐用量 | 每天 250 毫升

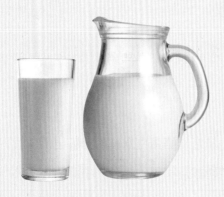

① 补钙原理

牛奶中含有丰富的蛋白质、脂肪、维生素和矿物质等营养物质。乳蛋白中含有人体所必需的氨基酸；牛奶中脂肪多为短链和中链脂肪酸，极易被人体吸收；钾、磷、钙等矿物质配比合理，易于人体吸收。

② 食用注意

有的人喜欢早晨空腹时喝牛奶，其实这样不科学，因为空腹时吃东西，胃蠕动较快，牛奶中的营养物质来不及消化、吸收就被排到了大肠，造成很多营养的流失和浪费。所以，最好在饮用牛奶之前，吃点儿馒头、饼干、面包等食物再喝奶，使奶中营养充分发挥作用，利于消化吸收。

每 100 克所含基础营养素	
总热量	54 千卡
蛋白质	3.00 克
脂肪	3.20 克
糖类	3.40 克
钙	104.00 毫克
铁	0.30 毫克
锌	0.42 毫克
磷	73.00 毫克

注：1 千卡 ≈ 4.19 千焦

③ 食物搭配

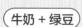

牛奶 + 绿豆

绿豆和牛奶二者搭配食用可有利于蛋白质、膳食纤维、维生素及多种微量元素的吸收。

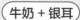

牛奶 + 银耳

银耳能促进消化、美容养颜，牛奶可养胃，二者搭配可促进肠胃健康、美容养颜、延缓衰老。

酸奶——补钙、助消化

推荐用量 每日 100~300 克

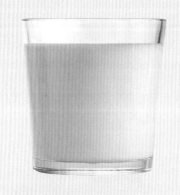

每 100 克所含基础营养素	
总热量	72 千卡
蛋白质	2.50 克
脂肪	2.70 克
糖类	9.30 克
钙	118.00 毫克
铁	0.40 毫克
锌	0.53 毫克
磷	85.00 毫克

 补钙原理

酸奶能促进消化液的分泌，增强儿童的消化能力，促进食欲。酸奶中含有丰富的蛋白质、维生素和多种矿物质，是重要的补钙食物。因为在发酵过程中，酸奶中的乳糖、蛋白质和脂肪被分解为半乳糖、氨基酸、肽链和脂肪酸，所以乳糖不耐受及消化功能差的儿童也可以饮用酸奶。

 食用注意

凝优质酸奶呈乳白色或稍带微黄色，色泽均匀一致，具有酸牛乳特有的清香，滋味和气味纯正，无酒精发酵味、霉味和其他不良气味。

 食物搭配

酸奶 + 黑芝麻

黑芝麻和酸奶一起食用，不仅能补充儿童缺乏的钙质，还有益于儿童的肠胃。

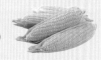

酸奶 + 玉米

玉米搭配酸奶食用，既能给儿童补充丰富的营养，又能调节肠道菌群，防止便秘。

奶酪——强健骨骼

推荐用量 每日 50 克左右

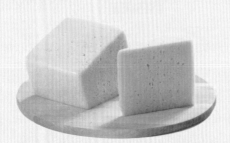

每 100 克所含基础营养素	
总热量	328 千卡
蛋白质	25.70 克
脂肪	23.50 克
糖类	3.50 克
钙	799.00 毫克
铁	2.40 毫克
锌	6.97 毫克
磷	326.00 毫克

① 补钙原理

奶制品中钙含量非常高，是补钙的佳品。因为奶酪是牛奶的浓缩品，所以其钙质含量可以算是奶制品里面最高的了，而且其中的钙质非常容易被人体吸收。无论是正在处于生长发育期的儿童、青少年，还是更年期的女性等人群，都可以通过食用奶酪进行补钙，对强健骨骼具有重要作用。

② 食用注意

奶酪中的饱和脂肪含量是比较高的，所以年龄太小的婴儿，尤其是不满1岁的宝宝最好是不要食用奶酪，这是因为这个时期宝宝的肠道还比较脆弱，不能够消化奶酪。

③ 食物搭配

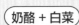

奶酪 + 白菜

二者都含有丰富的钙和磷，适量搭配食用，有助于形成磷酸钙，可预防骨质疏松与肌肉抽筋等症状。

奶酪 + 香蕉

香蕉中含镁，奶酪中含钙，同食可防止钙沉积在组织或血管壁中，并可预防骨质疏松。

鸡蛋——营养全面

推荐用量 每天 1 个

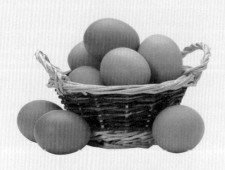

每 100 克所含基础营养素	
总热量	144 千卡
蛋白质	13.30 克
脂肪	8.80 克
糖类	2.80 克
钙	56.00 毫克
铁	2.00 毫克
锌	1.10 毫克
磷	130.00 毫克

① 补钙原理

鸡蛋含有丰富的蛋白质、脂肪、维生素和铁、钙、钾等人体所需要的矿物质，蛋白质对肝脏组织损伤有修复作用。鸡蛋黄中含有丰富的卵磷脂、固醇类、蛋黄素以及钙、磷、铁、维生素 A、维生素 D 及 B 族维生素。这些成分对增进神经系统的功能大有裨益，因此，鸡蛋又是较好的健脑食品。

② 食用注意

有人认为生鸡蛋更有营养，这是不科学的。生鸡蛋中有抗生物素蛋白，会妨碍生物素的吸收；又有抗胰蛋白酶因子，可抑制胰蛋白酶活力，因此，鸡蛋必须熟食。

③ 食物搭配

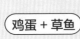

鸡蛋 + 草鱼

草鱼含有丰富的不饱和脂肪酸，鸡蛋富含优质蛋白质，搭配食用适合老年人温补强身。

鸡蛋 + 荞麦

荞麦含有烟酸，鸡蛋含色氨酸，同食可提高体内烟酸含量，有助于维持皮肤、消化和神经系统的健康。

牡蛎——促进发育

推荐用量 | 每日 50 克左右

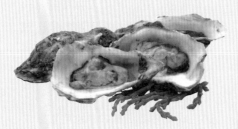

每 100 克所含基础营养素	
总热量	73 千卡
糖类	8.20 克
蛋白质	5.30 克
脂肪	2.10 克
钙	131.00 毫克
铁	7.10 毫克
锌	9.39 毫克
磷	115.00 毫克

1 补钙原理

牡蛎所含的丰富微量元素和糖原，对促进胎儿的生长发育、矫治孕妇贫血和对孕妇的体力恢复均有好处。牡蛎又是补钙和补锌的好食品，它含磷很丰富，由于钙被体内吸收时需要磷的帮助，所以其有利于对钙的吸收。

2 食用注意

患有急慢性皮肤病者忌食；脾胃虚寒、慢性腹泻、便溏者不宜多吃。

3 食物搭配

牡蛎 + 小米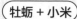

牡蛎中缺乏色氨酸、蛋氨酸，搭配蛋氨酸和色氨酸含量较高的食物如小米，能够使营养更全面。

牡蛎 + 豆腐

二者同食有稳定情绪、镇静安神、缓解抑郁的作用，因为牡蛎和豆腐中的镁和硒含量丰富，硒可以调节神经、稳定情绪。

黄花鱼——补气安神

推荐用量 每日50~100克

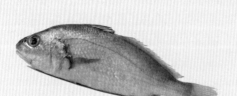

① 补钙原理

黄花鱼富含蛋白质、钙和多种微量元素，对人体有着很好的补益作用，特别是它富含的硒，能够有效清除我们的身体新陈代谢产生的自由基，起到延缓衰老的作用。

② 食用注意

黄花鱼这种鱼类一定要烹调加工熟透以后才可以吃，千万不能生吃，因为黄花鱼体内常常含有大量的寄生虫，如果我们生吃黄花鱼，就会让这些寄生虫进入身体内，对健康非常不利。

每100克所含基础营养素	
热量	99千卡
蛋白质	17.90克
脂肪	3.00克
糖类	0.10克
钙	78.00毫克
铁	0.90毫克
锌	0.94毫克
磷	188.00毫克

③ 食物搭配

黄花鱼 + 生姜

富含优质蛋白质和多种维生素、矿物质、膳食纤维，蒸制能最好地保留其中的营养成分。

黄花鱼 + 豆腐

富含多种氨基酸可补气安神，适合体形消瘦、睡眠不安的儿童。

泥鳅——补充钙和磷

推荐用量 每日 100~200 克

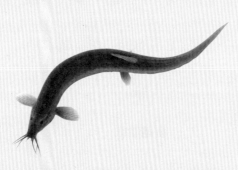

1 补钙原理

泥鳅富含微量元素钙和磷，经常食用泥鳅可预防小儿软骨病、佝偻病及老年性骨折、骨质疏松症等。将泥鳅烹制成汤，可以更好地吸收其中的钙质。泥鳅还富含多种蛋白质和微量元素，对贫血患者十分有益。

2 食用注意

泥鳅最好不要和螃蟹一起食用，因为泥鳅是一种温性的食物，而螃蟹属于凉性食材，两种食物会相互影响，对身体不利。

每 100 克所含基础营养素	
总热量	96 千卡
蛋白质	17.90 克
脂肪	2.00 克
糖类	1.70 克
钙	299.00 毫克
铁	2.90 毫克
锌	2.76 毫克
磷	302.00 毫克

3 食物搭配 ————————————

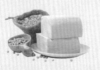

泥鳅 + 豆腐

豆腐富含植物蛋白质、钙质，泥鳅健脾益气，泥鳅豆腐汤可治小儿盗汗。

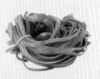

泥鳅 + 海带

富含的维生素 A、B 族维生素、维生素 C 和钙、铁等营养物质，都是人体预防癌症的重要物质。

鲈鱼——补虚强身

推荐用量 每日 100~200 克

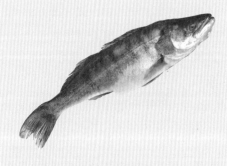

① 补钙原理

鲈鱼营养丰富，含有丰富的蛋白质、维生素以及多种矿物质元素，能补虚强身，对肝肾不足的人很有益处。此外，鲈鱼血中含有较多的铜元素，而铜能维持神经系统正常的功能并参与数种物质代谢的关键酶的功能发挥，铜元素缺乏的人可食用鲈鱼来补充。

② 食用注意

鱼的表皮有一层黏液非常滑，所以切起来不太容易，所以在切鱼时，若将手放在盐水中浸泡一会儿，切起来就不会打滑了。

每 100 克所含基础营养素	
总热量	105 千卡
蛋白质	18.60 克
脂肪	3.40 克
糖类	0.00 克
钙	138.00 毫克
铁	2.00 毫克
锌	2.83 毫克
磷	242.00 毫克

③ 食物搭配

鲈鱼 + 胡萝卜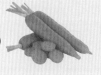

补充维生素 A。

鲈鱼 + 冬瓜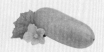

健脾利水，消暑。

虾——补钙助消化

推荐用量 每餐 100 克

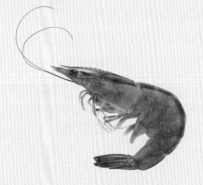

每 100 克所含基础营养素

总热量	87 千卡
蛋白质	16.40 克
脂肪	2.40 克
糖类	0.00 克
钙	325.00 毫克
铁	4.00 毫克
锌	2.24 毫克
磷	186.00 毫克

① **补钙原理**

虾的营养极为丰富，蛋白质含量高，还含有丰富的钾、碘、镁、磷等矿物质及维生素 A、氨茶碱等成分，且其肉质和鱼一样松软，易消化。

② **食用注意**

虾为发物，患有皮肤湿疹、癣症、皮炎、疮毒等皮肤瘙痒症者以及阴虚火旺者忌食；过敏体质，如患过敏性鼻炎、支气管炎、反复发作性过敏性皮炎的老年人不宜吃虾；大量服用维生素 C 期间应避免吃虾。

③ **食物搭配**

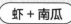
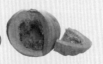

南瓜中的维生素 C 与虾中的蛋白质搭配，能促进胶原蛋白的合成，有助于预防黑斑和雀斑的生成，还有消除疲劳的作用。

二者搭配食用，营养更加丰富，保健功效也更强，尤其适合儿童食用。

海带——减肥降脂

推荐用量 每日 50~100 克

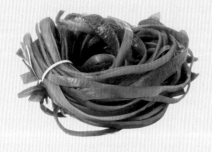

每 100 克所含基础营养素	
总热量	12 千卡
蛋白质	1.20 克
脂肪	0.10 克
糖类	2.10 克
钙	46.00 毫克
铁	0.90 毫克
锌	0.16 毫克
磷	22.00 毫克

① 补钙原理

海带含有丰富的钙，经常食用会增加人体对钙的吸收。在油腻的食物中掺进点儿海带，可减少脂肪在体内的积存。

② 食用注意

吃海带后不要马上喝茶（茶含鞣酸），也不要立刻吃酸涩的水果（酸涩水果含植物酸），因为海带中含有丰富的铁，以上两种食物都会阻碍铁的吸收。

③ 食物搭配

二者均富含磷和钙，适量搭配食用，有助于人体维持钙与磷的平衡，对骨骼和牙齿很有帮助。

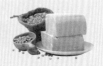 **海带 + 豆腐**

海带与豆腐同烹，味道鲜美，营养互补，有益于补碘、补钙、补铁，特别适合女性常吃。

紫菜——增进食欲

推荐用量 每日 50~100 克

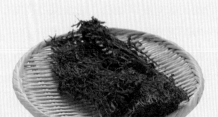

每 100 克所含基础营养素	
总热量	207 千卡
白质	26.70 克
脂肪	1.10 克
糖类	44.10 克
钙	264.00 毫克
铁	54.90 毫克
锌	2.47 毫克
磷	350.00 毫克

1 补钙原理

紫菜营养丰富，富含多种维生素和矿物质，有助于儿童的生长发育，是学龄前儿童的良好食物。在做汤或粥时，加少量的紫菜还能使食物味道鲜香，孩子更爱吃。

2 食用注意

紫菜性偏寒凉，脾胃虚弱、腹泻的儿童不宜多吃。

3 食物搭配

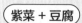

紫菜 + 豆腐

补钙、补铁。

紫菜 + 西蓝花

西蓝花含有少量的致甲状腺肿物质，所以吃西蓝花时可通过食用紫菜等富含碘的食物来中和。

黄豆——改善大脑功能

推荐用量 每日 50~80 克

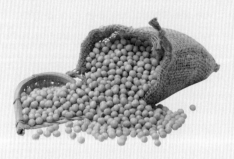

每 100 克所含基础营养素	
总热量	359 千卡
蛋白质	35.00 克
脂肪	16.00 克
糖类	18.70 克
钙	191.00 毫克
铁	8.20 毫克
锌	3.34 毫克
磷	465.00 毫克

① 补钙原理

吃黄豆可以改善大脑功能。黄豆富含大豆卵磷脂，它是大脑的重要组成成分之一。此外，大豆卵磷脂中的固醇，可增强神经功能和活力。黄豆中的蛋白质，可以增强大脑皮层的兴奋和抑制功能，提高学习和工作效率，还有助于缓解沮丧、抑郁的情绪。

② 食用注意

黄豆通常有一种豆腥味，很多人不喜欢，可在炒黄豆时滴几滴料酒，再放入少许盐，这样豆腥味会少很多。在食用黄豆时，不宜食用过多，以防消化不良而致腹胀。

③ 食物搭配

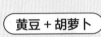 **黄豆 + 胡萝卜**

二者搭配食用有助骨骼发育的功效。

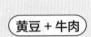 **黄豆 + 牛肉**

牛肉和黄豆搭配食用有补钙、强壮骨骼的功效。

口蘑——维生素 D 促进钙吸收

推荐用量 每日 150~200 克

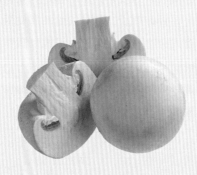

每 100 克所含基础营养素	
总热量	242 千卡
蛋白质	2.70 克
脂肪	0.10 克
糖类	4.10 克
钙	6.00 毫克
铁	1.20 毫克
锌	0.92 毫克
磷	94.00 毫克

① 补钙原理

蘑菇不同于其他的蔬菜，它含钙量少，但是其中的维生素 D 含量很丰富，而维生素 D 具有促进钙质吸收的作用，对骨骼的发育起着关键性作用，有益于骨骼健康。蘑菇中还含有粗纤维，在人体内难以消化，能促进肠道蠕动，能预防便秘、肠癌等。

② 食用注意

在挑选蘑菇的时候，千万不能买太湿的，这样的蘑菇不仅营养流失严重，还特别不容易保存。想让蘑菇储存得久一些，可以将蘑菇买回来后在阴凉处摊开，稍微晾干后再放入冰箱保存。

③ 食物搭配

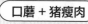

口蘑 + 猪瘦肉

能增加食欲、开胃、补虚损、润肺、润肠通便，适用于小儿食欲不振、营养不良、体弱多病、便秘等症。

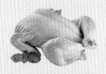

口蘑 + 鸡肉

能滋补强身、补益虚损、健脾益胃、润燥化痰，适用于小儿形体瘦弱、多病、痰多咳嗽等症。

豆腐——补中益气

推荐用量 每日 100~300 克

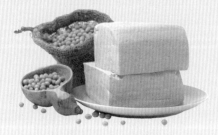

① 补钙原理

豆腐营养丰富，含有铁、钙、磷、镁和其他人体必需的多种微量元素，还含有糖类、植物油和丰富的优质蛋白等营养成分，是小孩补充营养的佳品。此外，豆腐中不含胆固醇，适宜高血压、高血脂及肥胖等人群食用，具有补中益气、清热润燥、生津止渴、清洁肠胃的功效。

② 食用注意

优质豆腐切面比较整齐，无杂质，有弹性。劣质豆腐切面不整齐，易碎，表面发黏。豆腐应即买即食，买回后，应立刻浸泡于清凉水中，并置于冰箱中冷藏，待烹调前再取出。

每 100 克所含基础营养素	
总热量	57 千卡
蛋白质	6.20 克
脂肪	2.50 克
糖类	2.60 克
钙	116.00 毫克
铁	1.50 毫克
锌	0.59 毫克
磷	90.00 毫克

③ 食物搭配

豆腐 + 白萝卜

豆腐吃多了引起消化不良，但白萝卜可增强人的消化功能，若与豆腐一起吃，有助于人体吸收豆腐的营养。

豆腐 + 生菜

不但能为人体提供丰富的营养，还具有清肝利胆、滋阴补肾、增白皮肤的作用，更是减肥健美的好搭档。

芝麻酱——高钙调味料

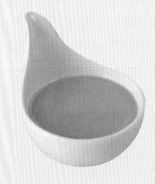

① 补钙原理

芝麻酱富含蛋白质及多种维生素和矿物质，有很高的保健价值。芝麻酱中含钙量很高，经常食用对骨骼、牙齿的发育都大有益处。芝麻酱含铁比猪肝、鸡蛋黄都高出数倍，经常食用不仅对调整偏食厌食有积极作用，还能纠正和预防缺铁性贫血。

② 食用注意

在给宝宝添加辅食一段时间后，如果宝宝对芝麻酱不过敏，可以将芝麻酱加水稀释调成糊状后拌入辅食中，需要注意的是用于制作宝宝辅食的芝麻酱不要加盐或糖。

每 100 克所含基础营养素	
总热量	618 千卡
蛋白质	19.2 克
脂肪	52.7 克
糖类	16.8 克
钙	1170 毫克
铁	50.3 毫克
锌	4.01 毫克
磷	626 毫克

③ 食物搭配

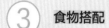

芝麻酱 + 青菜

增进食欲。

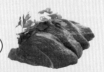

芝麻酱 + 牛肉

补充钙质，强壮骨骼。

小白菜——润肠通便

推荐用量 每日 100~300 克

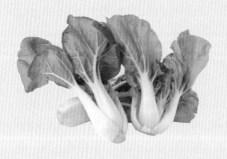

每 100 克所含基础营养素	
总热量	15 千卡
蛋白质	1.50 克
脂肪	0.30 克
糖类	2.70 克
钙	90.00 毫克
铁	1.90 毫克
锌	0.51 毫克
磷	36.00 毫克

① 补钙原理

小白菜含钙量高，是防治维生素 D 缺乏（佝偻病）的理想蔬菜，适量食用对小儿的健康有益。同时，小白菜含有丰富的粗纤维，能通利肠胃，促进肠道蠕动，排除体内的毒素，对预防小儿便秘有重要作用。

② 食用注意

烹调时不宜用煮焯、浸烫后挤汁等方法，以避免营养素的大量损失，腐烂的白菜有亚硝酸盐等毒素，食后可使人体严重缺氧甚至有生命危险。

③ 食物搭配

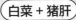 **白菜 + 猪肝**

白菜营养丰富，猪肝补肝养血，二者结合可保肝护肾。

白菜 + 豆腐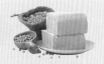

白菜中蛋白质和脂肪含量极低，而豆腐却含有丰富的蛋白质，与白菜相佐，营养互补。

油菜——促进血液循环

推荐用量 每日 100~300 克

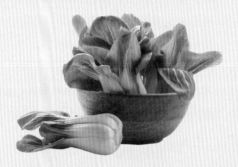

每 100 克所含基础营养素	
总热量	23 千卡
蛋白质	1.800 克
脂肪	0.500 克
糖类	2.70 克
钙	1080 毫克
铁	1.200 毫克
锌	0.33 毫克
磷	39.00 毫克

① 补钙原理

油菜具有活血化瘀、消肿解毒、促进血液循环、润肠通便、美容养颜、强身健体的功效，对习惯性便秘、缺钙等病症有食疗作用。油菜为低脂肪蔬菜，且含有膳食纤维，能与胆酸盐和食物中的胆固醇及三酰甘油结合，并从粪便排出，从而减少脂类的吸收，故可用来降血脂、活血化瘀。

② 食用注意

挑选叶色较青、新鲜、无虫害的油菜为宜。冬天可用无毒塑料袋保存，如果温度在 0℃以上，可在油菜叶上套上塑料袋，口不用扎，根朝下戳在地上即可。

③ 食物搭配

油菜 + 乌鸡

二者搭配食用可强化肝、胃功能。

油菜 + 虾仁

搭配食用，有活血化瘀、消肿解毒的功效，适合便秘、慢性肠炎者食用。

荠菜——促进钙的吸收

推荐用量	每日 100~200 克

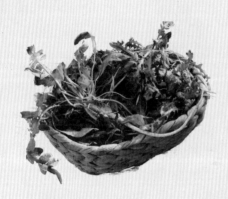

每 100 克所含基础营养素	
热量	27 千卡
蛋白质	2.90 克
脂肪	0.40 克
糖类	3.00 克
钙	294 毫克
铁	5.40 毫克
锌	0.68 毫克
磷	81.00 毫克

① 补钙原理

荠菜含有丰富的维生素 C, 可防止硝酸盐和亚硝酸盐在消化道中转变成致癌物质亚硝胺，预防胃癌和食管癌，还可促进钙的吸收。适量吃荠菜可以增强人的睡眠质量，对人的大脑兴奋有一定的抑制作用，可以使人情绪平稳；另外，荠菜还有一定的利尿作用、一定的退热作用等。

② 食用注意

荠菜不宜久烧久煮，时间过长会破坏其营养成分，也会使颜色变黄。荠菜可宽肠通便，故便溏者慎食。体质虚寒者不能食用荠菜。

③ 食物搭配

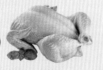

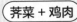
荠菜 + 鸡肉

荠菜和鸡肉搭配食用可取得滋阴补气、减肥美容的功效，同时荠菜中的膳食纤维还能抑制人体对鸡肉脂肪的吸收。

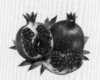
荠菜 + 石榴

石榴皮有涩肠止泻的功效，与荠菜煮粥食用，可治疗急、慢性胃肠炎和急性腹泻。

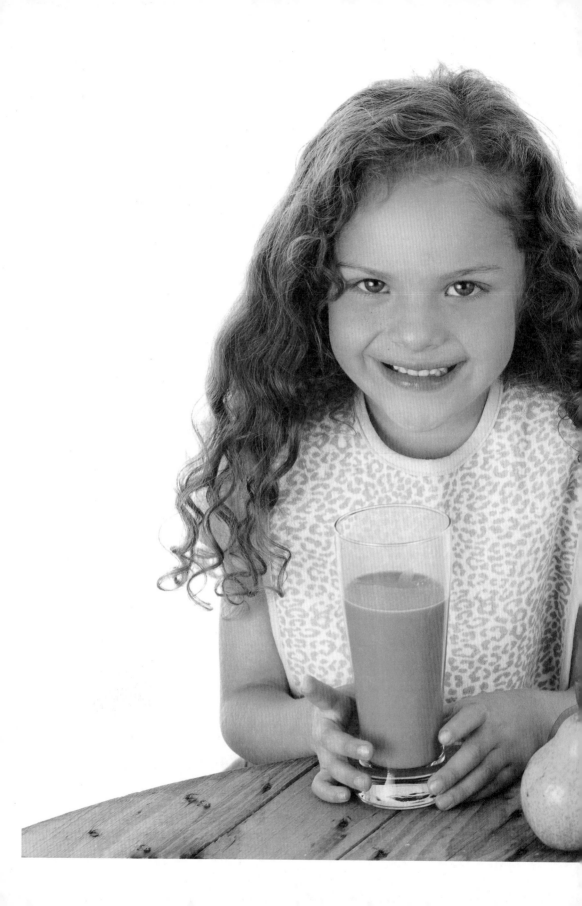

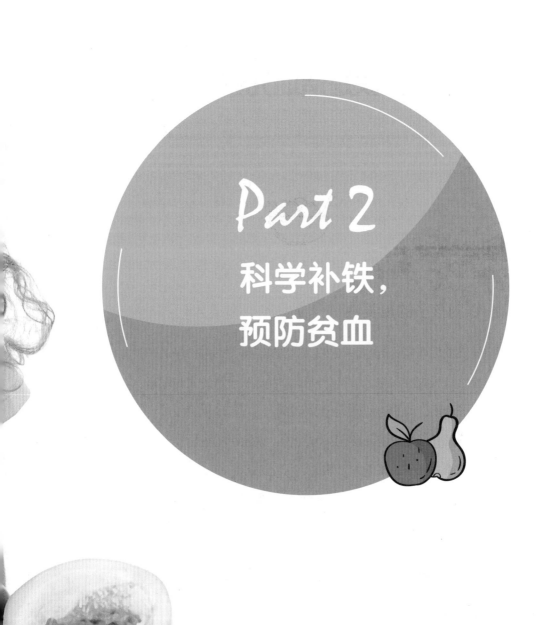

Part 2

科学补铁，
预防贫血

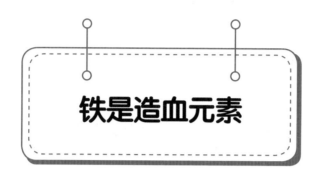

铁是造血元素

▶ 铁对孩子的重要性

缺铁性贫血症可能引起胃酸减少，肠黏膜萎缩，影响胃肠道正常消化吸收，引发营养缺乏及吸收不良综合征等，从而影响儿童正常的生长发育。缺铁使人体肌红蛋白合成受阻，可引起肌肉组织供氧不足，在运动后易发生疲劳、乏力、活动力减退等情况，从而影响儿童的活动能力。缺铁影响智力发育，患缺铁性贫血的儿童有反应能力低下、注意力不集中、记忆力差、易动怒、智力减退等表现。当体内铁元素缺乏时，可使许多与杀菌有关的含铁酶以及铁依赖性酶活力下降，还可直接影响到淋巴细胞的发育与细胞免疫力。

▶ 孩子缺铁的信号

①看肤色

缺铁往往会引起孩子贫血，所以如果孩子有肤色不红润、嘴唇发白的情况，就有可能是缺铁性贫血引起的，这时候家长就应该注意给孩子适当补充些铁了。

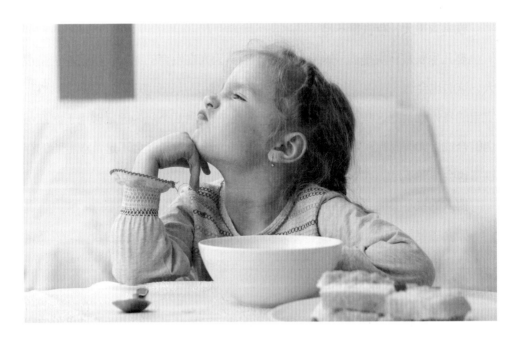

②看生长情况

如果孩子的身高比标准身高矮一些，那有可能就是因为缺某些微量元素，这时候就要给孩子做微量元素检测，看看究竟是因为缺铁还是缺其他微量元素导致的发育缓慢。

③看症状

缺铁的孩子容易出现指甲与手指连接处开裂、嘴角开裂等问题，家长也可以根据这些症状来判断孩子是否存在缺铁的问题。

▶ 孩子缺铁的原因

当父母带宝宝去体检的时候却被告知宝宝贫血，很多父母都百思不得其解，宝宝喝营养丰富的母乳，为什么还会贫血呢？其实宝宝贫血就是因为铁的摄入量不足。一般来说，宝宝体内储存的铁及从母乳或配方奶中摄取的铁，能够满足6个月的需要，6个月以后应及时添加强化铁或含铁丰富的辅食。一般来说，宝宝缺铁的原因有以下几种。

铁需求量大，存铁量不足

婴儿生长发育快是造成缺铁的一个原因，因为在发育的时候，铁的需求量很大，这时也会造成缺铁。宝宝体内的铁在胎儿时期是从母体获得的，离开母体后，宝宝的身体就会把这些铁存储在体内，这些铁在出生5个月内已足够用于血红蛋白的合成。如果妈妈缺铁或者胎儿早产，新生儿的存铁量就会不足，双胞胎的存铁量也会出现不足。

摄入的铁不够

婴儿主要是从母乳和牛乳中吸收营养，如果母乳和牛乳中铁的含量均较低，那么宝宝也会出现缺铁，这时候就需要添加一些含铁的辅食。

铁消耗多

由于宝宝容易出现腹泻和吸收不良的症状，而这些都可造成铁的流失，阻碍铁的吸收。

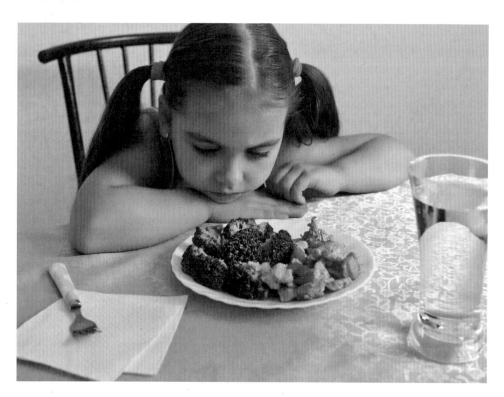

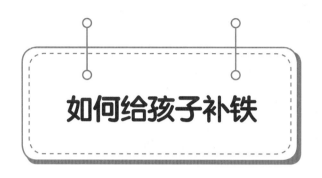

如何给孩子补铁

▶ 食品是最安全的补铁方法

日常供给的食物一定要结合小儿年龄、消化功能等的特点。食物营养素要齐全，其量和比例要恰当，不宜过于精细、含糖过多、过于油腻、调味品过于浓烈以及带有刺激性。品种要多样化，烹调时不要破坏营养物质，并且做到色、香、味俱佳，以增加小儿食欲。

从给孩子添加辅食开始，妈妈就可以给孩子多吃一些含铁量比较高的食物。富含铁元素的食物有动物肝脏、瘦肉、蛋黄、鸡肉、海鱼、海虾、豆类、菠菜、芹菜、油菜、苋菜、荠菜、黄花菜、西红柿、杏、桃、李子、葡萄干、红枣、樱桃、核桃等。植物性食物中的铁吸收率远不如动物性食物中铁的吸收率高，所以补铁的时候推荐动物性食物。

另外，需要妈妈们注意的是，维生素C有助于铁元素的吸收，妈妈们在给孩子补铁的时候也要注意补充足够的维生素C，多给孩子吃些水果和蔬菜。蔬菜、水果等富含维生素C，有助于食物中铁的吸收。但有些蔬菜中含有叶酸，如菠菜、芥菜、茭白等，如果直接和含铁高的食物一起烹饪，就会不利于铁的吸收。另外，高纤维的食物也不利于铁的吸收，妈妈们一定要多加注意。如果孩子需要使用药物补铁，一定要在医生的指导下进行，补充过多会危害孩子的健康。

▶ 确定铁的摄入量

根据《中国居民膳食指南（2016）》推荐，儿童每日铁的摄入量如下：

0~6 个月	0.3 毫克
6 个月 ~1 岁	10 毫克
1~4 岁	12 毫克
4~7 岁	12 毫克
7~11 岁	12 毫克

▶ 不同阶段的补铁重点

6 个月以内一般无须补铁

对于 6 个月前的孩子，如果是母乳喂养，由于乳汁中的营养成分基本都能满足孩子的成长需求，而且母乳中铁的吸收率可达 50%，比牛乳等乳类中铁的吸收率高很多，所以母乳喂养的孩子很少会发生缺铁性贫血。有的孩子会在出生后的 1 周至两三个月之间出现轻微贫血，这可能是由于婴儿在生长发育过程中血红蛋白暂时低于正常水平而出现的一种暂时性的生理性贫血，像这种情况通常可以不做特殊的补铁处理。

6 个月以上多吃含铁食物

6 个月以上的宝宝已经开始添加辅食，刚添加辅食的宝宝建议吃含铁米粉，开始添加其他辅食的宝宝可添加肉类、蛋黄、动物肝脏、动物血等含铁丰富的食物。为了促使铁更好地被吸收，在给孩子食用这些含铁丰富的食物时，也要同时补充一些富含蛋白质、乳糖、维生素的食物。

如果孩子出现了疑似贫血的症状，如面色苍黄、皮肤干燥，眼结膜和嘴唇呈微红或发白等，应带孩子及时就医，并在医生指导下进行补铁。当贫血症状轻微时，可通过饮食调节，多吃前面提到的含铁丰富的食物；如果症状严重，则应在医生指导下正确补充铁剂。

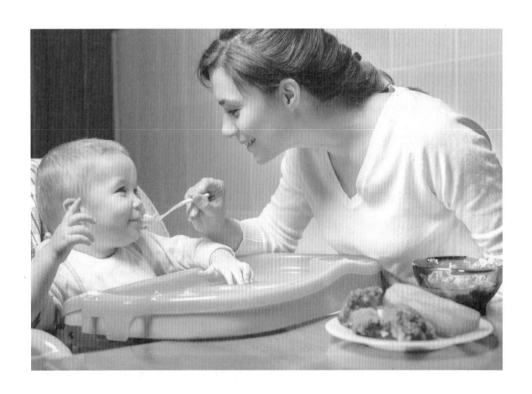

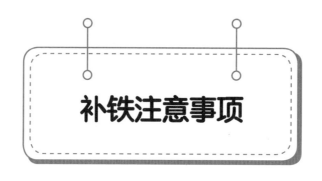

补铁注意事项

▶ 影响铁吸收的因素

促进铁吸收的因素

肉、禽、鱼类食物中的"内因子"、维生素 C。体内缺乏胃酸或服用抗酸药，铁的吸收量会明显增加。维生素 C、有机酸、动物性食物及某些单糖也会促进铁的吸收。

抑制铁吸收的因素

草酸、植酸、鞣酸、植物纤维、茶、咖啡、钙（包括牛奶中的钙）。植酸是谷物、种子、坚果、蔬菜、水果中以磷酸盐和矿物质形式储存的六磷酸盐，在小肠的碱性环境中容易形成磷酸盐而妨碍铁的吸收。茶与咖啡也影响铁的吸收，茶叶中的鞣酸与铁形成鞣酸铁复合物，可使铁的吸收减少。

不过，简单通过改变膳食模式就可有效促进铁吸收。如以下四种模式：

①餐后 1~2 小时后再饮茶，这时由于多数食物已从胃中排出，茶就不会抑制铁的吸收。

②随餐饮用鲜榨果汁如橙汁和新鲜水果（酸枣、红枣、草莓、柑橘、柠檬）或其他富含维生素C的食物如新鲜蔬菜（茼蒿、苦瓜、小白菜、豆角、菠菜、土豆）。

③把牛奶、奶酪及其他乳制品作为餐间点心食用，而不随餐食用（因为其中所含的钙可影响食物中铁的生物利用）。

④在含铁量最低的一餐中食用含抑制因子的食物，如食用低铁的谷类早餐（如面包或玉米饼）时饮用茶或乳制品，此膳食模式可提供足量的钙而不会对一日铁的利用产生明显影响。

▶ 补铁不能过量

虽然给孩子补铁很重要，但要注意补铁不是"多多益善"，如果补铁过量，可能会出现恶心、呕吐、食欲不振、腹痛、便秘等不适症状，接着可出现头晕、头痛、心慌等，甚至还可引起肝肾功能损害。所以，家长最好不要自行购买各种铁制剂给孩子食用，尤其是不能同时食用两种或两种以上不同的铁强化剂，以免造成铁摄入过量。

▶ 烹调方法有讲究

我们都知道吃菠菜、用铁锅可以补铁。但是菠菜中的铁是以无机盐的形式存在的，人体不太容易消化吸收。铁锅是我们生活中的一种烹调工具，铁锅中的铁元素多为元素铁，人体的吸收也是有限的，所以仅靠吃菠菜、用铁锅是无法达到补铁效果的，而在烹饪中加铁质调料更科学。在烹饪中添加含铁元素的酱油等调料，可以收到很好的补铁效果。例如，每天食用15毫升的含铁酱油，摄入体内的铁只有4毫克，所以长期食用是不会造成铁中毒的。

▶ 补铁与维生素 C 平衡搭配

维生素 C 可以帮助铁的吸收，在补充铁质营养的时候，可以同时饮用果汁。

▶ 适当吃蔬菜水果促进铁的吸收

很多人以为多吃水果对补铁没有什么功效，其实这是一个误区。多数人不知道多吃蔬菜、水果对补铁也是有用的。蔬菜、水果中富含维生素 C、柠檬酸及苹果酸，可与铁形成络合物，从而使铁在肠道内的溶解度增加，帮助人体对铁的吸收。

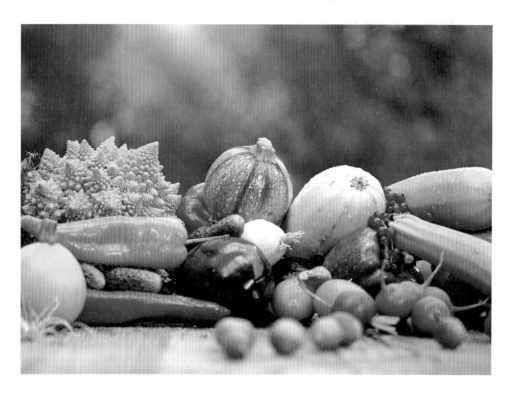

补铁明星食材有哪些

猪血——补铁补血

推荐用量 每餐 50~100 克

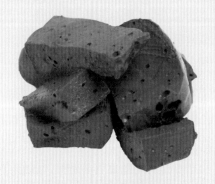

每 100 克所含基础营养素

总热量	55 千卡
蛋白质	12.20 克
脂肪	0.30 克
糖类	0.90 克
钙	4.00 毫克
铁	8.70 毫克
锌	0.28 毫克
磷	16.00 毫克

① 补铁原理

猪血中含铁量很高，而且以血红素铁的形式存在，容易被人体吸收利用。猪血中还含有铜元素，铜也是维持儿童健康必不可少的微量元素，对于血液、大脑及神经系统、免疫系统、皮肤毛发、骨骼及多种脏器的发育和功能维持起着重要作用。铜还参与铁元素的吸收与利用过程，所以猪血是改善贫血的重要食物。

② 食用注意

猪血在烹饪之前最好先用沸水氽透，猪血有腥气，不宜单独烹饪，烹饪的时候可以配葱、姜、蒜和辣椒去腥。

③ 食物搭配

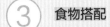

猪血 + 菠菜

搭配食用既营养全面，又能润肠通便、补血。

猪血 + 韭菜

搭配食用有清肺健胃的功效。

鸭血——预防缺铁性贫血

推荐用量 每餐 50~100 克

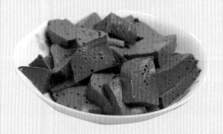

① 补铁原理

鸭血富含铁、钙等矿物质，还含有丰富的蛋白质及多种维生素。其含有的维生素 K 可以使血液凝固，有止血的功效；含铁量十分高，而且以血红素铁的形式存在，容易被人体吸收利用，是补铁的佳品，可以防治缺铁性贫血。

② 食用注意

由于鸭血等动物血容易造假，最好到正规超市购买。一般新鲜的血，由于里面含有大量的氧气，制作过程中会在血的表面和里面形成很多小气孔。真正的动物血摸起来很硬，切的时候很容易碎，颜色呈深红色，带有一点儿血腥味。

每 100 克所含基础营养素	
总热量	108 千卡
蛋白质	13.60 克
脂肪	0.40 克
糖类	12.40 克
钙	5.00 毫克
铁	30.50 毫克
锌	0.50 毫克
磷	87.00 毫克

③ 食物搭配

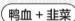 鸭血 + 韭菜

两者同食能为人体提供多种微量元素，对营养不良、肾脏疾患、心血管疾病和病后的调养都有益处。

鸭血 + 青柿子椒

两者同食有开胃的作用，适合食欲不振的人食用。

猪肝——养肝明目

推荐用量	每日 50 克

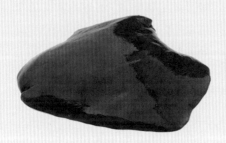

每 100 克所含基础营养素	
热量	105 千卡
蛋白质	19.30 克
脂肪	3.50 克
糖类	5.00 克
钙	6.00 毫克
铁	22.60 毫克
锌	5.78 毫克
磷	310.00 毫克

① 补铁原理

猪肝是儿童补充铁元素、预防贫血的重要食物之一，其中的铁以血红素铁的形式存在，在消化吸收过程中不受植酸等因素的阻碍，可以直接被肠道吸收。猪肝中还含有丰富的脂溶性维生素，如维生素 A、维生素 E，有利于保护儿童的眼睛和视神经。

② 食用注意

新鲜的猪肝呈褐色或紫色，颜色均匀有光泽，其表面或切面没有水泡，用手接触可感到很有弹性，没有硬结。如果猪肝的颜色暗淡、没有光泽，其表面起皱、萎缩，闻起来有异味，则是不新鲜的。

③ 食物搭配

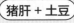
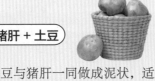

猪肝 + 土豆

土豆与猪肝一同做成泥状，适合口腔溃疡的儿童食用，既易于咀嚼吞咽，不会刺激到溃疡面，又有助于溃疡的愈合。

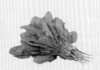

猪肝 + 菠菜

猪肝与菠菜搭配，可很好地保存各自的维生素 C 和维生素 K 的含量，对预防贫血有一定作用。

鸡肝——保护视力

推荐用量 每日 50 克

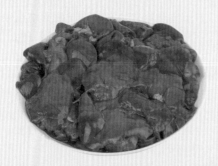

每 100 克所含基础营养素	
总热量	121 千卡
蛋白质	16.60 克
脂肪	4.80 克
糖类	2.80 克
钙	7.00 毫克
铁	12.00 毫克
锌	2.40 毫克
磷	263.00 毫克

① 补铁原理

鸡肝中的钙、钠、硒、碘、维生素 E 等含量比猪肝高，而维生素 A 的含量是远高于猪肝，对儿童的眼睛健康有很大帮助。

② 食用注意

新鲜的鸡肝外形完整，呈暗红色或褐色，颜色均匀、有光泽，质地有弹性，有淡淡的血腥味，无腥臭等异味。不新鲜的鸡肝颜色暗淡、无光泽，表面皱缩，手捏松软无弹性，有异味。因为鸡肝很容易变质，应尽量在有冰柜的正规超市或柜台购买，尽快食用。

③ 食物搭配

鸡肝 + 苋菜

鸡肝不但含铁丰富，而且也较易消化吸收，是学龄前儿童补铁的主要食材之一。

鸡肝 + 粳米

做成粥既易于咀嚼吞咽，不会刺激到溃疡面，又有助于溃疡的愈合。

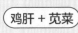

猪瘦肉——补铁补血

推荐用量 每餐 50~80 克

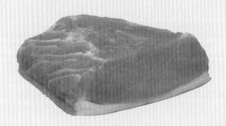

每 100 克所含基础营养素	
总热量	143 千卡
蛋白质	20.30 克
脂肪	6.20 克
糖类	1.50 克
钙	6.00 毫克
铁	3.00 毫克
锌	2.99 毫克
磷	189.00 毫克

① 补铁原理

瘦猪肉含蛋白质较高，经煮炖后，猪肉的脂肪含量还会降低。猪肉还含有丰富的维生素，可以使身体感到更有力气。亦可提供血红素（有机铁）和促进铁吸收的半胱氨酸，能改善缺铁性疾病。

② 食用注意

即使是猪肉的瘦肉部分，脂肪含量也比牛、羊肉高得多，而动物脂肪中饱和脂肪酸的比例较高，对促进儿童生长发育意义不大，而且容易造成小儿单纯性肥胖。中医认为猪肉滋腻，易助痰生湿，所以肥胖的孩子应少吃猪肉。

③ 食物搭配

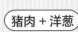 猪肉 + 洋葱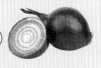

猪肉虽营养价值高，但易生痰湿，洋葱促进消化，与猪肉同食，可互补，调节孩子食欲。

猪肉 + 白菜

白菜有通利肠胃、清热解毒的作用，与瘦猪肉共同食用，可补充膳食纤维、蛋白质、铁等，预防便秘。

鸡蛋——补充营养

推荐用量 每日 1 个

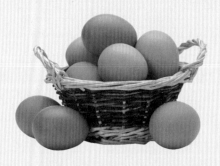

每 100 克所含基础营养素	
总热量	144 千卡
蛋白质	13.30 克
脂肪	8.80 克
糖类	2.80 克
钙	56.00 毫克
铁	2.00 毫克
锌	1.10 毫克
磷	130.00 毫克

① 补铁原理

蛋清中含大量水分、蛋白质；蛋黄中富含脂肪，其中约 10% 为磷脂，而磷脂中又以卵磷脂为主，另外还含有胆固醇、钙、磷、铁、无机盐、维生素 A、维生素 D 和维生素 B_2 等营养物质，有健脾养胃、补充营养的功效。

② 食用注意

水煮鸡蛋和蒸蛋羹的营养吸收率最高，可达到 98%~100%，炒鸡蛋和油煎鸡蛋略低。每天一个鸡蛋，对儿童的身体和智力发育有很大好处。

③ 食物搭配

鸡蛋 + 西红柿

鸡蛋富含营养却没有维生素 C，与富含维生素 C 的西红柿搭配，保证营养全面。

鸡蛋 + 牛奶

两者同食可以提高铁质吸收率，达到预防贫血的功效。

带鱼——暖胃补气

推荐用量 每日 1 条

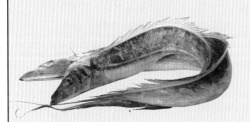

每 100 克所含基础营养素	
总热量	127 千卡
蛋白质	17.70 克
脂肪	4.90 克
糖类	3.10 克
钙	28.00 毫克
铁	1.20 毫克
锌	0.70 毫克
磷	191.00 毫克

① 补铁原理

带鱼具有暖胃补气、养血泽肤、强心补肾、舒筋活血、消炎化痰、清脑止泻、消除疲劳、提精养神等多种作用。带鱼的脂肪含量高于一般鱼类，含有大量不饱和脂肪酸，是促进学龄前儿童大脑和神经系统发育必不可少的营养物质。

② 食用注意

带鱼肉质肥厚，而且鱼刺容易剥离，富含蛋白质、脂肪、多种维生素和矿物质，常吃带鱼可促进学龄前儿童生长、提高智力。但带鱼中脂肪含量比其他鱼高，需要控制脂肪摄入的儿童应该少吃。

③ 食物搭配

带鱼 + 菜心

营养互补，二者搭配既有充足的优质蛋白质、脂肪、膳食纤维等，又有比较全面的各种维生素和矿物质。

带鱼 + 鸡蛋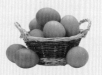

带鱼可暖胃补气，有助于学龄前儿童开发智力、增加体重。

黑芝麻——强壮骨骼

推荐用量 每日 10~20 克

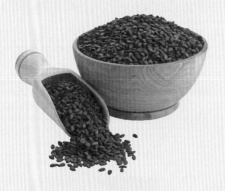

1 补铁原理

黑芝麻富含蛋白质、铁、钙、磷、维生素、卵磷脂、芝麻素、芝麻酚等，有补肝益肾、强身的作用。

2 食用注意

黑芝麻的油脂含量高，因此不宜过量食用。食欲不良、大便稀的人不宜多吃黑芝麻。

每 100 克所含基础营养素	
总热量	531 千卡
蛋白质	19.10 克
脂肪	46.10 克
糖类	10.00 克
钙	780.00 毫克
铁	22.70 毫克
锌	6.13 毫克
磷	516.00 毫克

3 食物搭配

黑芝麻 + 酸奶

黑芝麻和酸奶一起拌面食用，不仅能补充儿童缺乏的钙质和铁质，还有益于儿童的肠胃。

黑芝麻 + 山药

二者搭配食用具有补脾养胃、生津益肺、补肾涩精、补肝、强身抗衰等功效，适用于小儿脾虚食少、久泻不止、肺虚咳喘等症。

红豆——补血促进血液循环

推荐用量 每日 10~20 克

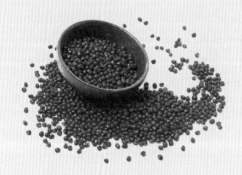

每 100 克所含基础营养素

总热量	309 千卡
糖类	63.40 克
蛋白质	20.20 克
脂肪	0.60 克
钙	76.00 毫克
铁	4.50 毫克
锌	6.00 毫克
磷	386.00 毫克

① 补铁原理

红豆含有蛋白质、脂肪、糖类、B族维生素、钾、铁、磷等。红豆能促进心脏血管的活化，有利尿的作用，适合怕冷、低血压、容易疲倦的人食用。红豆丰富的铁质能让人气色红润。多摄取红豆，还有补血、促进血液循环、增强抵抗力的效果。

② 食用注意

红豆一般煮粥或煲汤食用。不过红豆较难煮熟，因此，在煮之前可先清洗，用水浸泡 3~5 小时，用浸泡豆子的水来煮，更有利于保存其营养素。

③ 食物搭配

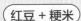
红豆 + 粳米

红豆有健脾养胃的功效，此外，还富含叶酸，有催乳的功效，粳米有补中益气的功效，二者搭配食用可达到益脾胃、通乳汁的功效。

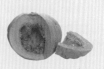
红豆 + 南瓜

红豆含有较多的膳食纤维，南瓜有清热解毒的功效，二者搭配食用可达到润肤、减肥的功效。

红枣——补铁补血

推荐用量 每日 3~10 枚

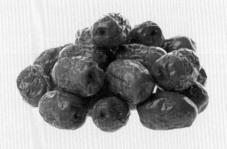

每100克所含基础营养素

总热量	264 千卡
蛋白质	3.20 克
脂肪	0.50 克
糖类	67.80 克
钙	64.00 毫克
铁	2.30 毫克
锌	0.65 毫克
磷	51.00 毫克

① 补铁原理

红枣中富含钙和铁，有助于预防小儿缺铁性贫血，益智健脑，增强食欲。常吃红枣有助于提高孩子的免疫力，增强体质。尤其春夏季节是流行性感冒、手足口病等传染性疾病的高发期，应常给孩子吃些红枣。

② 食用注意

积食、腹胀的孩子不宜多吃。红枣中的维生素含量会随着储存时间增加而消耗分解，所以买红枣应挑选较新鲜且果实完整、保存好的。

③ 食物搭配

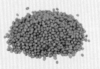

红枣 + 绿豆

能清热解毒、祛湿解暑、养血润燥。适用于小儿暑热烦渴、肺热痰多、小便赤黄等症。

红枣 + 银耳

二者搭配食用能滋阴补血、清肠利便、滋补生津、润肺养胃。适用于小儿肺虚咳嗽、便秘、肠胃虚弱等症。

黑木耳——补血养颜

推荐用量 每日 80 克左右

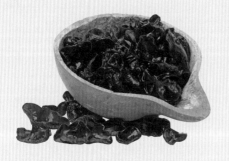

每 100 克所含基础营养素	
总热量	21 千卡
蛋白质	1.50 克
脂肪	0.20 克
糖类	6.00 克
钙	34.00 毫克
铁	5.50 毫克
锌	0.53 毫克
磷	12.00 毫克

① 补铁原理

黑木耳含有蛋白质、脂肪、多糖和钙、磷、铁等元素以及胡萝卜素、维生素 B_1、维生素 B_2、烟酸等，还含有磷脂、固醇等营养物质。黑木耳中铁的含量极为丰富，常吃黑木耳能养血驻颜，令人肌肤红润、容光焕发，并可防治缺铁性贫血。黑木耳中含有维生素 K，能减少血液凝块，预防血栓。

② 食用注意

烹炒前，将黑木耳放入温水里，加点儿盐浸泡半小时，可以让干木耳快速变软。

③ 食物搭配

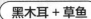

黑木耳 + 草鱼

黑木耳有活血抗凝的作用，草鱼含有丰富的不饱和脂肪酸，对血液循环有利，二者搭配食用有利于促进血液循环。

黑木耳 + 芦笋

黑木耳和竹笋中都含有丰富的铁质，二者同食可益气补血，防治缺铁性贫血，还能促进胃肠蠕动，帮助身体排毒。

菠菜——补血止血

推荐用量 每日 150~300 克

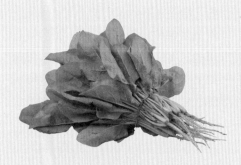

每 100 克所含基础营养素	
总热量	24 千卡
蛋白质	2.60 克
脂肪	0.30 克
糖类	4.50 克
钙	66.00 毫克
铁	2.90 毫克
锌	0.85 毫克
磷	47.00 毫克

① 补铁原理

菠菜含有大量的植物粗纤维、胡萝卜素、维生素 C、钙、磷及一定量的铁、维生素 E 等有益成分，能供给人体所需的多种营养物质，可补血止血、利五脏、通肠胃、调中气、活血脉、止渴润肠、敛阴润燥、滋阴平肝、助消化。菠菜中铁元素的含量较高，故其能预防贫血。

② 食用注意

菠菜虽然好处众多，但也不宜过多食用，食用过多容易导致口腔溃疡。

③ 食物搭配

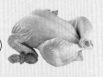

菠菜 + 鸡肉

营养丰富、美味可口，能补虚强身、通利肠胃、健脾益气。适用于小儿体虚瘦弱、身乏无力、食欲不振等症。

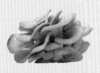

菠菜 + 蘑菇

二者搭配食用能强筋健骨、补虚强身、通利肠胃、降压降脂。适用于小儿体质虚弱、便秘等症。

桃——促进钙、铁吸收

推荐用量 每日 100~150 克

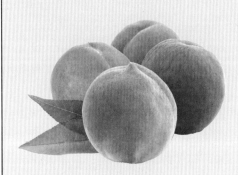

每 100 克所含基础营养素	
总热量	48 千卡
蛋白质	0.90 克
脂肪	0.10 克
糖类	12.20 克
钙	6.00 毫克
铁	0.80 毫克
锌	0.34 毫克
磷	20.00 毫克

① 补铁原理

桃的含铁量不算高，但是其所含大量的维生素能够促进人体对铁的吸收，是缺铁性贫血病人的理想辅助食物，能预防贫血。

② 食用注意

婴幼儿最好不要喂食桃子，因为桃中含有大量的大分子物质，婴幼儿肠胃透析能力差，无法消化这些物质，很容易造成过敏反应。没有完全成熟的桃子最好不要吃，否则会引起腹胀或腹泻。

③ 食物搭配

桃 + 莲藕

通便、降糖降脂、祛除黑斑、延缓衰老、增强免疫力、清热凉血、生津润肺。适用于小儿肺虚咳嗽、肠燥便秘等症。

鲜桃 + 山药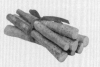

润燥生津、补脾养胃、生津益肺、补肾涩精。适用于小儿脾虚食少、肺虚咳喘、泻痢不止等症。

樱桃——健脑益智

推荐用量 每日 100~150 克

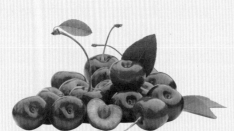

每 100 克所含基础营养素	
总热量	46 千卡
蛋白质	1.10 克
脂肪	0.20 克
糖类	10.20 克
钙	11.00 毫克
铁	0.40 毫克
锌	0.23 毫克
磷	27.00 毫克

① 补铁原理

樱桃的含铁量特别高，位居各种水果之首，铁是合成人体血红蛋白、肌红蛋白的原料，在人体免疫、蛋白质合成及能量代谢等过程中发挥着重要作用，同时也与大脑及神经功能、衰老过程等有着密切关系。常食樱桃可补充体内对铁元素的需求，促进血红蛋白再生，防治缺铁性贫血，增强体质，健脑益智。

② 食用注意

樱桃在常温下能存放 3~5 天，存放在冰箱里能保持鲜嫩的口感，储存时间也会更长些。储存时应该带着果梗，否则极易腐烂。

③ 食物搭配

樱桃 + 橙子

能清热解毒、健脾和中、滋阴补肺、止咳化痰、助消化。适用于小儿脾虚食少、肺虚咳嗽、消化不良、暑热烦躁等症。

樱桃 + 西红柿

二者搭配食用能清热化痰、健脾和胃、消食、解毒通便。适用于小儿肺热咳嗽、脾胃虚弱、食欲不佳、便秘等症。

葡萄——滋阴补血

推荐用量 每日100克

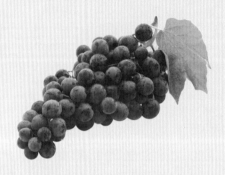

① 补铁原理

葡萄中含有矿物质钙、钾、磷、铁以及维生素 B_1、维生素 B_2、维生素 B_6、维生素 C 和维生素 P 等多种营养成分，葡萄果实中，葡萄糖、有机酸、氨基酸、维生素的含量较高，可补益和兴奋大脑神经，对神经衰弱者有疗效。具有滋阴补血、强健筋骨、通利小便的功效。

② 食用注意

清洗葡萄一定要彻底，先把果粒都摘下来，用清水泡5分钟左右，再逐个清洗。吃葡萄最好连葡萄皮一块儿吃，因为皮中营养成分非常丰富。

每100克所含基础营养素	
总热量	43千卡
糖类	10.30克
蛋白质	0.50克
脂肪	0.20克
钙	5.00毫克
铁	0.40毫克
锌	0.18毫克
磷	13.00毫克

③ 食物搭配

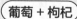

葡萄+枸杞

葡萄和枸杞均有养血补血的功效，二者搭配食用可滋阴补血。

葡萄+糙米

二者搭配食用能提高代谢功能，消除疲劳，促进肠道蠕动、通便，补充营养，提高机体抵抗力。适用于小儿营养不良、便秘、体倦无力等症。

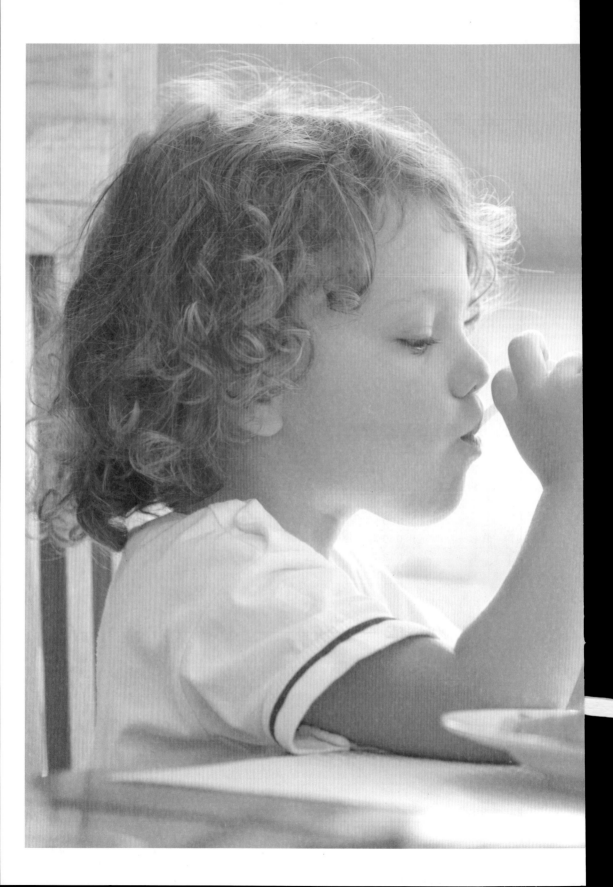

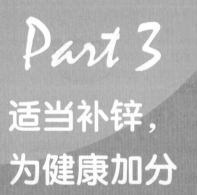

Part 3

适当补锌，
为健康加分

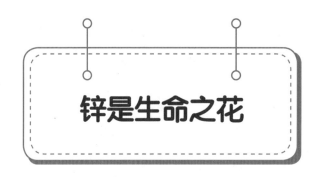

锌是一些酶的组成要素，参与人体多种酶活动，参与核酸和蛋白质的合成，能提高人体的免疫功能。在孩子的生长发育过程中，锌发挥着很大作用，常被人们誉为"生命之花"和"智力之源"。锌能促进孩子的生长发育，维持正常食欲，同时还能增强孩子的免疫力。

▶ 锌对孩子的重要性

母乳中的锌含量很高，所以母乳喂养时期的孩子一般不会缺锌。而孩子由于生长发育速度较快，对锌营养的需求量很高，如果缺锌，就会导致免疫力下降、发育不良，当严重缺乏时还会导致侏儒症和智力发育不良。此外，缺锌会导致味觉下降，出现厌食、偏食甚至异食。所以，妈妈在给孩子添加辅食时还要注意补锌，多给孩子吃一些蛋黄、瘦肉、鱼等含锌量高的食物。

▶ 孩子缺锌的信号

家长可以通过观察舌苔判断孩子是否缺锌，舌面上一颗颗小小的突起与正常孩子的舌头相比多呈扁平状或呈萎缩状态，有的缺锌的孩子有明显的口腔黏膜剥脱形成地图舌。如果孩子有以下状况，说明缺锌了，家长要引起重视。

①突然不爱吃饭

如果孩子出现了厌食、不爱吃饭的情况，而且饭量明显减少，或者喜欢吃一些奇奇怪怪的东西，那么就是缺锌的表现。

②长期不长个儿，发育很慢

发育慢最明显的表现就是身高和体重，身高要比同龄的孩子矮几厘米，体重也要比同龄孩子轻很多。

③智力低下

这类孩子喜欢动，但是反应却特别慢，并且注意力非常不集中。

④免疫力变差，经常生病

缺锌会使孩子免疫能力变低，经常发热、出虚汗，经常反复地出现呼吸道感染的情况，尤其在天气变化无常的季节就更容易感冒生病。

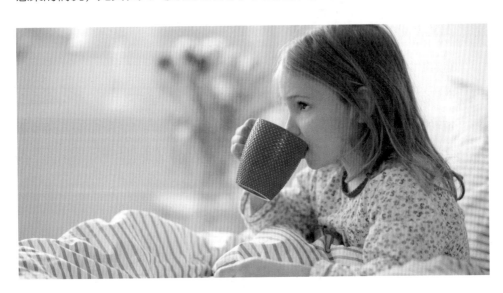

⑤视力低下

孩子在很小的时候就出现了弱视和散光,还有的孩子会出现近视或者远视。

⑥皮肤经常受伤

如果缺锌,孩子经常出现皮肤外伤不能痊愈,而且指甲上面还经常长出白斑,还很容易患上皮肤类的疾病,尤其是湿疹最为常见。

⑦经常做小动作

有的宝宝很爱咬手指、啃玩具,还会经常脱袜子、玩小脚丫,手指上还一直长肉刺,如果孩子生活中突然多了这些习惯,也说明孩子可能缺锌了。

▶ 儿童缺锌的原因

儿童缺锌的原因很多,通常有四个方面:

①摄入量少

摄入含锌的食物减少,通常孩子饮食不规律或者偏食、厌食、挑食,荤菜吃得少也容易引起缺锌。

②对锌的需求增加

婴幼儿生长迅速,对锌的需求增加,而对于营养不良的孩子来说会存在相对性锌需求增加,可导致缺锌。

③疾病

经胃肠道丢失过多的锌,通常见于腹泻呕吐等疾病状态下。

④锌的吸收不佳

锌的吸收部位是小肠,如果孩子有慢性小肠炎或者食物过敏等因素的话,会导致锌吸收不好而引起缺锌。

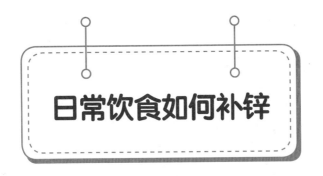

日常饮食如何补锌

　　在平时的饮食中，要尽量避免长期吃精制食品，注意粗细搭配。已经缺锌的儿童必须选择服用补锌制剂，为利于吸收，口服锌剂最好在饭前 1~2 小时；补锌的同时还应增加蛋白质摄入及治疗缺铁性贫血，这样可使锌缺乏症状改善得更快。

　　还应注意的是，人体内锌过量也会带来诸多危害。虽然锌是参与免疫功能的一种重要元素，但是锌过量时能抑制吞噬细胞的活性和杀菌力，从而降低人体的免疫功能，使抗病能力减弱，而对疾病易感性增加。

　　在我们日常食用的食物中，含锌较多的有牡蛎、蛏子、鲜贝、鱿鱼、牛肉、瘦肉、西蓝花、口蘑、香菇、栗子、萝卜、海带、白菜、银耳、鸡蛋、黄豆、小米、粗粮、核桃、花生、西瓜子、榛子、松子、腰果等。

▶ 确定锌的摄入量

人体每天锌摄入量的标准如下：

年龄	毫克 / 天
1~3 岁	9.0
4~7 岁	12.0
8~10 岁	13.5
11~17 岁	15~19
18~50 岁	15~19
50 岁以上	15~19

▶ 这两种情况的宝宝需要补锌

腹泻的宝宝

宝宝腹泻时，肠道锌吸收减少，同时肠道锌流失却在增加，因此很容易出现缺锌的情况，要注意在医生指导下适当补锌。另外，一些特定的早产儿及患有肠病性肢端皮炎的宝宝也需要补锌。

经专业机构评估确定缺锌的宝宝

如果宝宝平时饮食不均衡，很少摄入红肉、海产品等食物，并且有厌食、生长发育不良、矮小等缺锌的表现，去医院做检测时也发现确实缺锌，则可以在医生指导下合理服用补锌制剂。

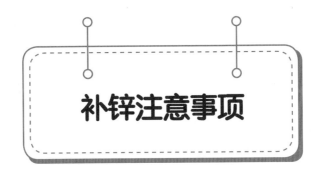

▶ 补锌要从准妈妈开始

保证胎儿发育，预防畸形

孕妇如果血锌水平低，容易导致胎儿发育迟缓、先天畸形等，甚至导致流产。因此，孕期妈妈及时、适量补锌，将有效降低胎儿畸形概率。

提高免疫力，预防孕期感冒

锌是人体免疫的重要元素，锌能维持血锌水平，帮助减少感冒、感染和炎症发作的概率。

保证母乳，为新生儿打好"锌"基础

母乳是婴儿最理想的天然营养品，含有各种丰富的营养元素和免疫物质。初乳中高浓度的锌有利于提升新生儿免疫功能，正好适应新生儿对锌的高需求。同时，母亲产后恢复也需要较多的锌，补锌能保证准妈妈们的锌供给量。

▶ 补锌不可过量

如果摄入过多的锌元素，宝宝可能会出现恶心、呕吐、腹痛、腹泻等胃肠道的症状。这些表现看似寻常，但实际上会对宝宝的发育造成一定的影响。因为宝宝在成长过程中也会经常出现以上的症状，所以不少妈妈可能会轻视，以为没有什么大问题，忽视了这些症状很可能是补锌过量引起的。在补锌的过程中，妈妈们一定要密切关注宝宝的身体状况，看看宝宝是否有反常的表现、明显不适的症状，如果有就要停止补锌了。

▶ 尽量补单一锌制剂

现在很多的矿物质补充剂中和锌一起补的就是铁和钙。由于这些都是二价的金属离子，在小肠黏膜上可以竞争吸收的载体。在这种情况下，自然就减少了锌的吸收。所以，补充矿物质不要贪多，一次补充一样即可，如果身体缺乏严重，也建议两种隔开半小时服用，以减少在肠道内吸收时的竞争。

▶ 服用补锌充剂最好放在两餐之间

在补锌的时候很多人会选择用补锌的补充剂，于是很多人在饭后立即服用补充剂。但是跟吃饭时间离得太近，往往会影响补充效果。因为多数中国人吃的食物中，仍然以植物性食物为主，不可避免地会出现草酸、植酸，即使蔬菜焯水，也只能去掉 80% 左右的草酸，而肠道内的草酸是锌吸收的天敌。所以两餐之间是补充矿物质的最佳时期，这时候补锌的效果也是最佳的。

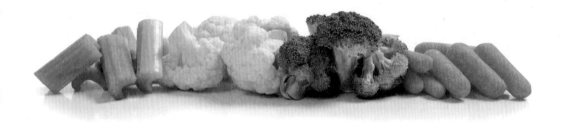

▶ 注意补锌的季节性

夏季由于气温高，孩子食欲差，进食量少，摄入锌必然减少，加上大量出汗所造成的锌流失，补锌量应当高于其他三季。

▶ 锌制品不应该用牛奶冲服

牛奶富含蛋白质，易与锌形成酪合物，致婴儿肠道难以消化和吸收。因此，锌制剂不宜与牛奶同服，二者服用时间至少应相隔一小时。除了牛奶，其他高蛋白饮料也不适合与锌制剂同服，如乳酸饮料、豆奶等。

▶ 补锌食物宜精细

韭菜、竹笋、燕麦等含粗纤维多，麸糖及谷物胚芽含植酸盐多，而粗纤维及植酸盐均可阻碍锌的吸收，故补锌期间的食物要适当精细些。

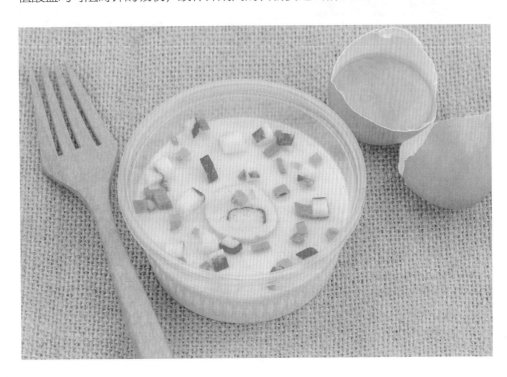

补锌明星食材有哪些

猪腰——补锌好食材

推荐用量 每餐 50~80 克

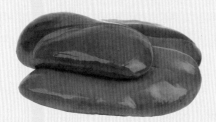

1 补锌原理

猪腰富含蛋白质、脂肪，另含糖类、维生素、钙、磷、铁等成分，具有补肾壮阳、固精益气的作用，适合体虚的儿童补锌食用。

2 食用注意

先在火上烧开半锅水，水开后，在水中加入三小勺花椒，煮三分钟。三分钟后将火关掉，把花椒水倒入碗中放凉，把猪腰放入凉的花椒水泡五分钟，撕去筋膜，即可去除猪腰的腥味。

每 100 克所含基础营养素

总热量	96 千卡
糖类	1.4 克
蛋白质	15.4 克
脂肪	3.2 克
钙	12 毫克
铁	6.1 毫克
锌	2.56 毫克
磷	215 毫克

3 食物搭配

 猪腰 + 核桃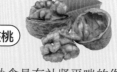

二者搭配炒食具有补肾平喘的作用，对肾虚、腰痛、遗精、盗汗等症有一定的辅助疗效。

猪腰 + 枸杞子

同煮粥食适用于肾虚劳损、阴阳俱亏所致的腰脊疼痛、腰膝酸软、四肢痿弱、头晕等症。

牛肉——健脾暖胃

推荐用量 每餐 50~80 克

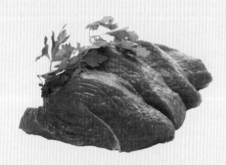

每 100 克所含基础营养素	
总热量	106 千卡
糖类	1.10 克
蛋白质	20.90 克
脂肪	2.00 克
钙	5.00 毫克
铁	3.30 毫克
锌	4.00 毫克
磷	210.00 毫克

① 补锌原理

牛肉中的氨基酸组成比猪肉更接近人体需要，能健脾暖胃、增强机体抗病能力，还含有丰富的 B 族维生素、钙、铁、磷等。学龄前儿童生长发育迅速，且新陈代谢快、运动量较大，对于热量和维持身体生长发育需要的营养物质需求都很大，所以应该每天保证禽畜肉类的摄取量，经常吃一些牛肉。

② 食用注意

学龄前儿童每天应食用 30~50 克的禽畜肉，牛肉就是很好的选择，但牛肉纤维较粗，不易咀嚼，应该切成薄片或制成肉馅、肉丸，再烹调给孩子食用。

③ 食物搭配

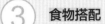

牛肉 + 胡萝卜

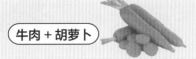

胡萝卜与牛肉搭配营养均衡、颜色鲜艳，易激发儿童的食欲，且易消化吸收。

牛肉 + 豆腐

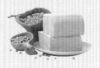

含有大量的优质蛋白质，且口感鲜香，适合食欲不振的儿童。

三文鱼——补虚劳、健脾胃

推荐用量 每日 80 克左右

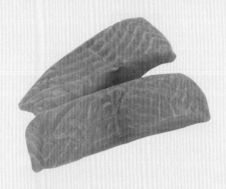

每 100 克所含基础营养素	
总热量	139 千卡
糖类	0.00 克
蛋白质	17.20 克
脂肪	7.80 克
钙	13.00 毫克
铁	0.30 毫克
锌	1.11 毫克
磷	154.00 毫克

① 补锌原理

三文鱼有补虚劳、健脾胃、暖胃和中的功能，其肉中含有丰富的不饱和脂肪酸，如 Ω-3 脂肪酸，是儿童脑部、神经系统及视网膜发育必不可少的物质，有助于促进儿童智力发育、提高记忆力、改善视力等。三文鱼中的蛋白质为优质蛋白质，富含人体所需的必需氨基酸。

② 食用注意

三文鱼属于海鱼，其中的砷、汞等元素含量较高，主要富集在鱼头和脊神经中，所以不要用三文鱼头或鱼骨煲汤。儿童应避免吃生三文鱼，一定要烹调熟透、杀灭细菌和寄生虫。

③ 食物搭配

三文鱼 + 鸡蛋

鸡蛋与三文鱼都含有大量的优质蛋白、不饱和脂肪酸和卵磷脂，对儿童的大脑和神经系统发育很有益。

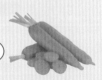

三文鱼 + 胡萝卜

二者搭配营养丰富且全面，含蛋白质、糖类、多种维生素、矿物质和膳食纤维，是生长发育中的儿童的很好的日常菜肴。

扇贝——增进食欲

推荐用量 每日 50 克左右

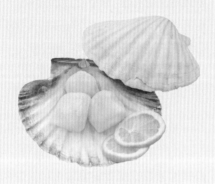

① 补锌原理

扇贝是高蛋白、低脂肪食物，富含锌和钙，对儿童生长发育比较有利。常吃扇贝可健脑明目，预防近视的发生，还可促进胃肠蠕动，预防消化不良和儿童便秘。扇贝中的多糖和维生素 E 有很好的抗氧化作用，能够预防自由基对细胞的伤害。

② 食用注意

扇贝所含的谷氨酸钠是味精的主要成分，可分解为谷氨酸和酪氨酸等，在肠道细菌的作用下，转化为有毒、有害物质，随血液流到脑部后，会干扰大脑神经细胞的正常代谢，所以不宜多食。

每 100 克所含基础营养素	
总热量	60 千卡
蛋白质	11.10 克
脂肪	0.60 克
糖类	2.60 克
钙	142.00 毫克
铁	7.20 毫克
锌	11.69 毫克
磷	132.00 毫克

③ 食物搭配

扇贝 + 西芹

二者同食，有利于增进儿童的食欲。

扇贝 + 玉米

二者同食，有助于儿童智力发育，还能补充维生素 A 和维生素 C，可保护眼睛、提高免疫力。

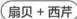

蛤蜊——滋阴润燥

推荐用量 每日 80~100 克

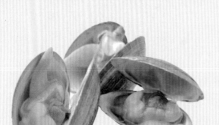

每 100 克所含基础营养素	
总热量	62 千卡
蛋白质	10.10 克
脂肪	1.10 克
糖类	2.80 克
钙	133.00 毫克
铁	10.90 毫克
锌	2.38 毫克
磷	128.00 毫克

① 补锌原理

蛤蜊有滋阴润燥、软坚化痰的效果，而且营养比较全面，含有多种人体必需氨基酸、脂肪、糖类、铁、钙、磷、碘、多种维生素等营养成分，有低热能、高蛋白、少脂肪的特点。

② 食用注意

蛤蜊性寒凉，脾胃虚寒腹泻的儿童不宜食用。

③ 食物搭配

蛤蜊 + 生姜

此菜微辣鲜香，有很好的开胃效果。

蛤蜊 + 豆芽

蛤蜊搭配绿豆芽，能提供丰富的蛋白质和多种维生素、矿物质。

鲤鱼——清热利水

推荐用量 每日 100 克

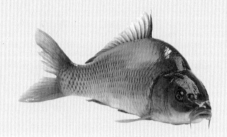

每 100 克所含基础营养素

总热量	102 千卡
蛋白质	17.60 克
脂肪	4.10 克
糖类	0.50 克
钙	50.00 毫克
铁	1.00 毫克
锌	2.08 毫克
磷	204.00 毫克

① 补锌原理

鲤鱼可补脾健胃、利水消肿、清热解毒、止咳下气，含有大量优质蛋白质、脂肪、维生素 A、维生素 B_2、烟酸、维生素 E、钾、镁、锌、硒等营养物质，常吃鲤鱼能供给发育中的学龄前儿童丰富的必需氨基酸、矿物质、维生素 A 和维生素 D。

② 食用注意

应尽量购买鲜活的鲤鱼，宰杀后尽快食用。处理干净的鲤鱼放入冰箱冷冻可保存较长时间。

过敏性疾病及因疾病发高热的儿童应慎重食用，因为鱼中的蛋白质含量高，在体内代谢的过程会产热，不利于退热。

③ 食物搭配

鲤鱼 + 冬瓜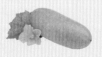

鲤鱼与冬瓜搭配可利水消肿、清热解毒、止咳下气。

鲤鱼 + 金针菇

金针菇含有菇多糖，搭配鲫鱼食用有利于促进儿童的智力发育。

鲫鱼——维持味觉和食欲

推荐用量 每日 100 克

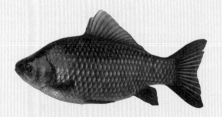

每 100 克所含基础营养素	
总热量	108 千卡
蛋白质	17.10 克
脂肪	2.70 克
糖类	3.80 克
钙	79.00 毫克
铁	1.30 毫克
锌	1.94 毫克
磷	193.00 毫克

① 补锌原理

鲫鱼可以调理中焦、补益五脏，富含优质蛋白质、不饱和脂肪酸、维生素 A、维生素 B_1、维生素 B_2、维生素 B_{12} 和烟酸、钙、磷、铁等成分。其蛋白质符合人体对氨基酸的需求，又很容易消化吸收，对于脾胃虚弱、食欲不振、消化不良的学龄前儿童是很好的补益食物。

② 食用注意

鲫鱼肉嫩味鲜，尤其适合做粥和汤，鲫鱼汤不但味香汤鲜，而且具有较强的滋补作用，非常适合食欲不佳的儿童食用。

③ 食物搭配

鲫鱼 + 鸡蛋

二者搭配可温补脾胃，含有丰富的蛋白质等营养，对于儿童的生长发育有很好的促进作用。

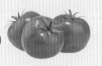

鲫鱼 + 西红柿

二者搭配营养丰富，口味酸甜，有助于提高孩子的食欲。

鸡肉——容易消化

推荐用量 每日 80~100 克

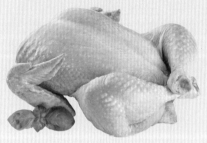

每100 克所含基础营养素

总热量	167 千卡
蛋白质	19.30 克
脂肪	9.40 克
糖类	1.30 克
钙	9.00 毫克
铁	1.40 毫克
锌	1.09 毫克
磷	156.00 毫克

① 补锌原理

鸡胸肉、鸡腿肉中脂肪含量较低，富含蛋白质、钙、磷、铁、镁、钾、钠、维生素 A、维生素 B_1、维生素 B_2 等，且口感细腻、易于消化，很适合儿童食用，可以为其各系统器官发育、身高增长和恒牙的发育、疾病状态的恢复提供营养。

② 食用注意

鸡皮可以保持鸡肉中的水分和营养不在烹饪过程中外流，并且肉质软嫩鲜美，但为了减少饱和脂肪酸的摄入，鸡肉烹调后应剥去皮再给孩子食用。

③ 食物搭配

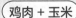 鸡肉 + 玉米

二者搭配可以健脾和胃，改善儿童食欲不振、食后腹胀、消化不良等情况。

鸡肉 + 莴笋

莴笋与鸡肉搭配可以刺激消化液分泌，增加儿童的食欲。

鸭肉——清热化痰

推荐用量 每日 80~100 克

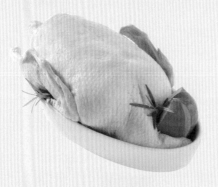

每 100 克所含基础营养素	
总热量	149 千卡
蛋白质	17.30 克
脂肪	9.00 克
糖类	0.20 克
钙	12.00 毫克
铁	2.50 毫克
锌	0.90 毫克
磷	84.00 毫克

① 补锌原理

鸭肉具有大补虚劳、滋五脏之阴、清虚劳之热、补血行水、养胃生津、止咳化痰的功效。鸭肉不仅脂肪含量低，且所含脂肪主要是不饱和脂肪酸，能起到保护心脏的作用。鸭肉属凉性食物，可以很好地改善人体燥气，可改善大便干燥的症状。

② 食用注意

要选择肌肉新鲜、脂肪有光泽的鸭肉。保存鸭肉的方法有很多，我国农村用熏、腊、风、腌等方法保存。

③ 食物搭配

鸭肉 + 豌豆

二者搭配具有滋补、养胃、补肾、消水肿、止热痢、止咳化痰等作用。

鸭腿 + 白萝卜

二者搭配可降低血脂、稳定血压，还可预防冠心病、动脉硬化等疾病。

小米——调解精神压力

推荐用量 每日 50~100 克

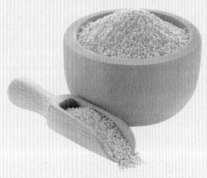

每 100 克所含基础营养素	
总热量	358 千卡
蛋白质	9.00 克
脂肪	3.10 克
糖类	75.10 克
钙	41.00 毫克
铁	5.10 毫克
锌	1.87 毫克
磷	229.00 毫克

① 补锌原理

小米有健脾、和胃、安眠等功效；可防治消化不良、减少细菌、防流产，能滋阴、维持生长和生殖力正常、维持性功能、保持胎儿的正常发育、祛斑美容等。小米含有大量的糖类，对缓解精神压力、紧张、乏力等有很大的作用。

② 食用注意

购买小米应首选正规商场和较大的超市。宜购买米粒大小、颜色均匀，无虫、无杂质的小米。储存于低温、干燥、避光处。

③ 食物搭配

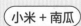
小米 + 南瓜
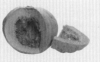

两者搭配食用具有润肺益气、化痰、消炎止痛、降低血糖、驱虫解毒、止喘、美容等功效。

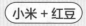
小米 + 红豆

有补血、促进血液循环、强化体力、增强抵抗力的效果。

大米——补血安神

推荐用量 每日 50~100 克

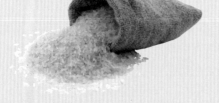

① 补锌原理

大米中富含的维生素 E 有消融胆固醇的神奇功效。大米含蛋白质、糖类、钙、磷、铁、维生素 B_1、维生素 B_2 等营养成分，所含蛋白质为优质蛋白质，可使血管保持柔软，降低血压。

② 食用注意

米粥容易消化，可以减轻胃肠消化负担，特别适合消化功能不好的胃肠道疾病患者及儿童食用。

优质大米富有光泽，干燥无虫，无沙粒，米灰、碎米极少，闻之有清香味，无霉味。要把存米的容器清扫干净，以防止生虫。若发现米生虫，将米放阴凉处晾干。

每 100 克所含基础营养素	
总热量	343 千卡
蛋白质	7.70 克
脂肪	0.60 克
糖类	76.80 克
钙	11.00 毫克
铁	1.10 毫克
锌	1.45 毫克
磷	121.00 毫克

③ 食物搭配

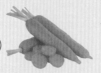

大米 + 胡萝卜

本品具有清肝明目、补中益气、健脾益胃的功效，适用于视力下降、脾胃虚弱等的患者及儿童食用。

大米 + 核桃仁

本品具有有滋补肝肾、强健筋骨之功效。

黑豆——补血活血

推荐用量 每餐 30 克

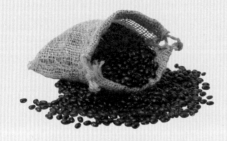

每 100 克所含基础营养素	
总热量	381 千卡
糖类	33.60 克
蛋白质	36.00 克
脂肪	15.90 克
钙	224.00 毫克
铁	7.00 毫克
锌	4.18 毫克
磷	500.00 毫克

1 补锌原理

黑豆含大量维生素、蛋白质、矿物质、花青素等物质，有消肿下气、润肺去燥、活血利水、祛风除痹、祛风除湿、活血、补血安神的功效。其中含钙、铁、锌都比较丰富，是儿童很好的食物之一。

2 食用注意

黑豆中的棉籽糖和水苏糖在大肠中会被肠道细菌分解，产生气体，引起腹胀，所以黑豆不可一次吃太多，以防引起不适。

3 食物搭配

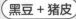 黑豆 + 猪皮

本品能养血润燥、润肤养颜、活血解毒、通利肠胃。适用于小儿嘴唇干裂、皮肤干燥、便秘、烦躁不安等症。

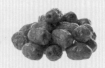

黑豆 + 红枣

黑豆有补肾补血、活血的功效，红枣有补中益气的功效，二者搭配食用补肾补血功效更强。

花生——增强记忆力

推荐用量 每日 50 克左右为宜

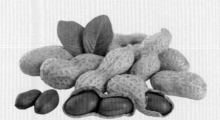

每 100 克所含基础营养素	
总热量	563 千卡
蛋白质	12.00 克
脂肪	25.40 克
糖类	13.00 克
钙	8.00 毫克
铁	3.40 毫克
锌	1.79 毫克
磷	250.00 毫克

① 补锌原理

花生含有一定量的锌，能增强儿童的记忆力、促进免疫系统发育，缺锌可导致厌食、偏食、反复发作的口腔溃疡、免疫力低下、身材矮小、智力发育落后等。花生中还含有较多的脂肪，其中不饱和脂肪酸的比例较高，可以供给儿童生长发育的需要，又可避免摄取过高的热量，造成肥胖。

② 食用注意

花生以颗粒饱满、形态完整、大小均匀、肥厚而有光泽、无杂质的为好。应晒干后放在低温、干燥的地方保存。

③ 食物搭配

花生 + 菠菜

二者搭配富含铁和锌，可促进造血。

花生 + 豆腐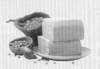

二者搭配能促进儿童的大脑发育，有增强大脑记忆的功能。

松子——促进骨骼生长发育

推荐用量 每日 20~30 克

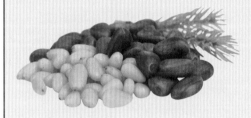

每 100 克所含基础营养素	
总热量	619 千卡
蛋白质	14.10 克
脂肪	58.50 克
糖类	9.00 克
钙	161.00 毫克
铁	5.20 毫克
锌	5.49 毫克
磷	0.00 毫克

① 补锌原理

松子所含的蛋白质中，谷氨酸含量很高，锌、锰、磷的含量也很高，这些物质都有益于儿童大脑和神经系统的发育，还可促进骨骼生长发育、维持正常的糖和脂肪代谢。松子还能润肠通便，适合便秘的儿童食用。

② 食用注意

脾胃虚弱、经常便溏、腹泻的孩子不宜多吃松子，因为松子含有大量的油脂，有一定的润肠效果，会使腹泻加重。

③ 食物搭配

松子 + 香菇

二者同食具有补益气血、润燥滑肠、增强免疫力的效果，适合便秘、食欲不振、免疫力差的孩子食用。

松子 + 牛肉

松子和牛肉都有补益脾胃、促进儿童生长发育的作用。

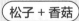

核桃——健脑明目

推荐用量 | 每日 20 克

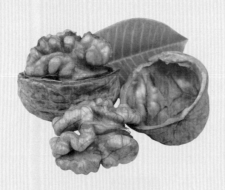

① 补锌原理

核桃富含钙、磷、铁、锌、胡萝卜素、维生素 B_2、维生素 B_6、维生素 E、磷脂等营养物质，以及胡桃叶醌、鞣质等生物活性物质，可以比较全面地提供儿童所需要的多种营养物质。儿童常吃核桃，有助于促进智力和免疫系统发育。

② 食用注意

应选个儿大、外形圆整、干燥、壳薄、色泽白净、表面光洁、壳纹浅而少者。带壳核桃风干后较易保存，核桃仁要用有盖的容器密封装好，置阴凉、干燥处存放。

每 100 克所含基础营养素	
总热量	627 千卡
糖类	19.10 克
蛋白质	14.90 克
脂肪	58.80 克
钙	56.00 毫克
铁	2.70 毫克
锌	2.17 毫克
磷	294.00 毫克

③ 食物搭配

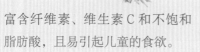

核桃 + 燕麦

富含纤维素、维生素 C 和不饱和脂肪酸，且易引起儿童的食欲。

核桃 + 梨

具有补脑明目、清热润肺的功效。

鸭蛋——补充营养

推荐用量 每日 1 个

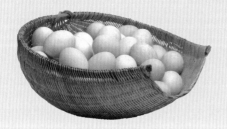

① 补锌原理

鸭蛋富含蛋白质、脂肪、钙、铁、锌等营养素，能够为人体补充大量营养，并且极易被人体消化和吸收，对人体有一定的滋补作用。鸭蛋中的蛋白质含量与鸡蛋差不多，但是其矿物质含量则远远高于鸡蛋，因此，鸭蛋的营养价值不可忽略。

② 食用注意

夏天的鸭蛋要放入冰箱的保鲜室内保存，在这样的低温情况下能抑制微生物的繁殖；冬天的鸭蛋不放入冰箱，自然室温下也可保持 30 天左右不会坏。

每 100 克所含基础营养素	
总热量	180 千卡
糖类	3.10 克
蛋白质	12.60 克
脂肪	13.00 克
钙	62.00 毫克
铁	2.90 毫克
锌	1.67 毫克
磷	226.00 毫克

③ 食物搭配

鸭蛋 + 西红柿

二者同食有增强食欲的功效，能缓解食欲不振的症状。

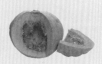

鸭蛋 + 南瓜

含有大量的钙质，能预防骨质疏松，并促进胎儿骨骼的发育。

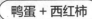

花菜——促进发育

推荐用量 每日 100~200 克

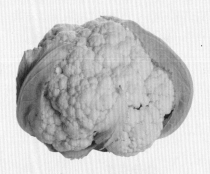

每 100 克所含基础营养素	
总热量	24 千卡
蛋白质	2.10 克
脂肪	0.20 克
糖类	4.60 克
钙	23.00 毫克
铁	1.10 毫克
锌	0.38 毫克
磷	47.00 毫克

① 补锌原理

花菜的维生素 C 含量极高,不但有利于人体生长发育,更重要的是能促进肝脏解毒,增强人的体质,提高机体免疫功能,促进钙、铁、锌的吸收。

② 食用注意

花菜容易生菜虫,而且常有农药残留,所以在炒菜食用时,最好将花菜放在盐水里浸泡几分钟,以免对孩子的健康造成威胁。

③ 食物搭配

花菜 + 土豆

和胃调中、健脾益气、理气消食、清热解毒、爽喉开音。适用于小儿脾胃虚弱、声音嘶哑等症。

花菜 + 甜椒

含有丰富的维生素,能增强机体的抵抗力,增强食欲,增强体力。适用于小儿身体瘦弱、怠倦无力、食欲不振等症。

胡萝卜——促进血液循环

推荐用量 每日 100 克

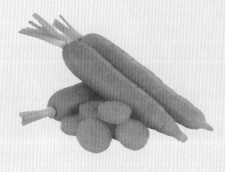

每 100 克所含基础营养素	
总热量	25 千卡
糖类	8.10 克
蛋白质	1.00 克
脂肪	0.20 克
钙	32.00 毫克
铁	1.00 毫克
锌	0.32 毫克
磷	27.00 毫克

① 补锌原理

胡萝卜富含维生素，并有轻微而持续发汗的作用，可刺激皮肤的新陈代谢，增进血液循环，从而使皮肤细嫩光滑，肤色红润，对美容健肤有独到的作用。同时，胡萝卜也适宜于皮肤干燥、粗糙或患毛发苔藓、黑头粉刺、角化型湿疹者食用。

② 食用注意

胡萝卜食用过多会使皮肤黄染。胡萝卜不宜做下酒菜，因为酒与胡萝卜素能在肝脏内产生一种毒素。

③ 食物搭配

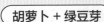

胡萝卜 + 绿豆芽

胡萝卜清热解毒，绿豆芽有瘦身降脂的功效，二者搭配食用可排毒瘦身。

胡萝卜 + 猪肉

可提高维生素 A 的吸收利用率，从而更好地保护胃黏膜，防治胃溃疡。

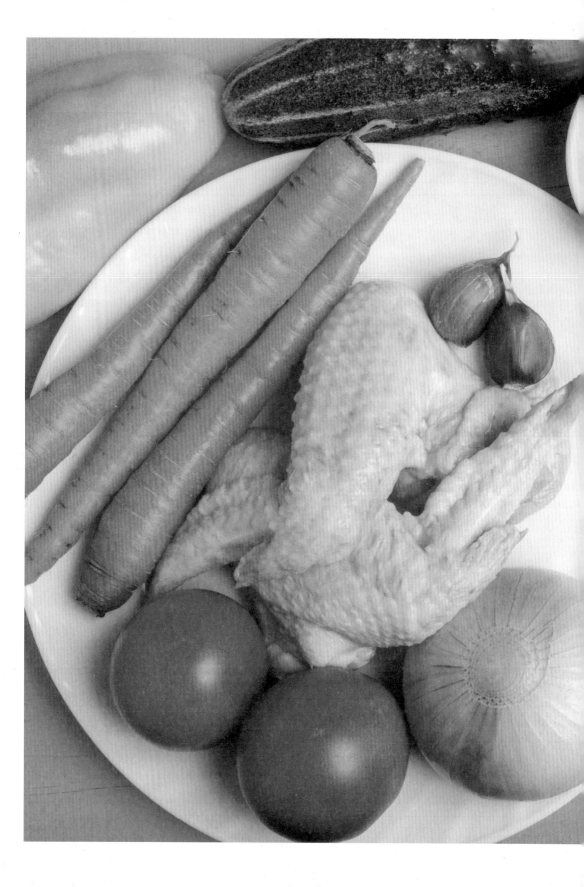

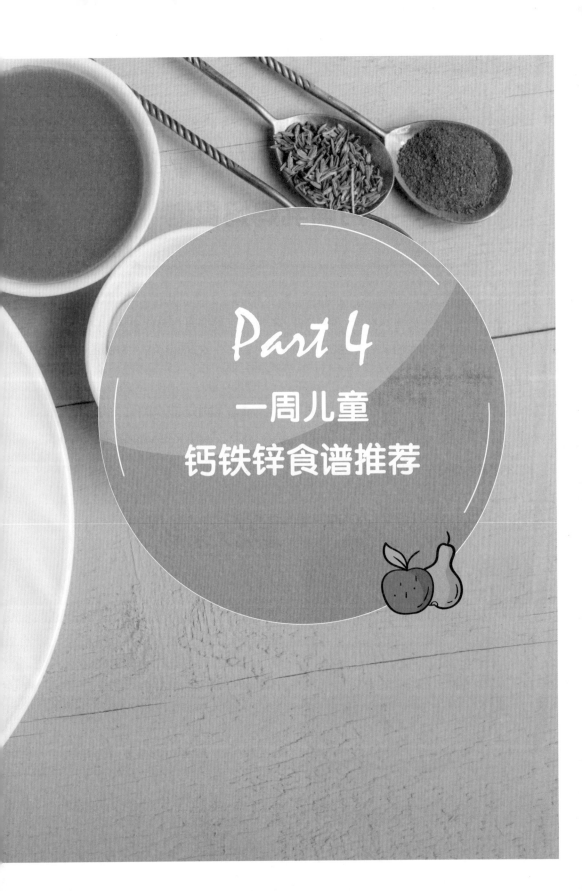

Part 4
一周儿童钙铁锌食谱推荐

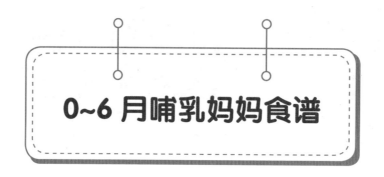

0~6 月哺乳妈妈食谱

　　哺乳期的女性适当补充钙、铁、锌，不仅可以提高自身身体素质，还能提高乳汁的质量。哺乳期补充这些营养物质的主要方法是合理饮食，平时要多吃各种营养丰富的食品，尤其应该多吃蛋类、奶类和奶制品、瘦肉、家禽肉、鱼肉、大虾、动物血、动物内脏、五谷杂粮、各种新鲜蔬菜和水果。另外，平时也可以经常晒太阳，能帮助身体合成天然的钙质，并且在晒太阳的同时做些运动，可以更好地提高身体素质。

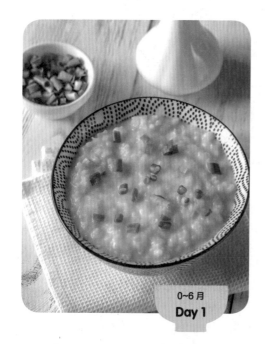

0~6 月
Day 1

葱花大米粥

材料

水发大米 120 克，葱花 10 克，盐 2 克

做法

❶ 砂锅中注入适量清水，用大火烧热，倒入洗好的大米拌匀，盖上锅盖，烧开后用小火煮约 30 分钟至大米熟软。

❷ 揭开锅盖，持续搅拌，放入葱花稍煮，加盐，搅拌均匀。

❸ 关火后盛出煮好的粥，装入碗中即可。

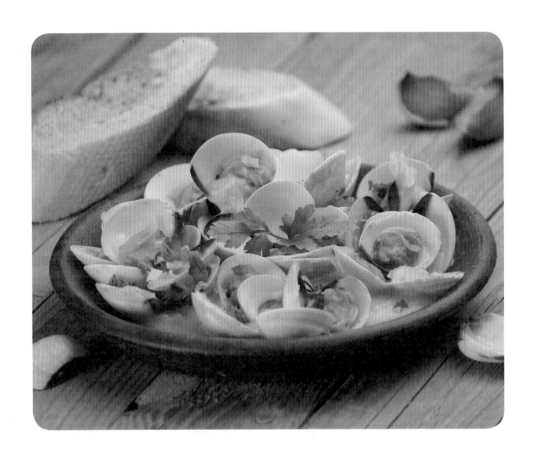

蛤蜊蒸蛋

0~6 月
Day 1

材料

蛤蜊 300 克，鸡蛋 3 个，葱花、香菜、姜片各适量，鱼露、生抽各 5 毫升，白米醋 2 毫升，香油 1 毫升

做法

❶ 蛤蜊放入淡盐水中，静养 2 小时，再冲洗干净。

❷ 鸡蛋打成蛋液，按蛋液与水比例 1∶15，加入凉开水，搅匀。

❸ 锅中烧开水，放入姜片、蛤蜊，煮至蛤蜊全部张开后捞出。

❹ 将蛤蜊摆入盘中，用漏勺将蛋液过漏到盘中，蛋液至蛤蜊 1/3 处即可。

❺ 盖上保鲜膜，放入烧开的蒸锅中，蒸 5~8 分钟。

❻ 将鱼露、生抽、白米醋、香油拌匀，制成调味汁。

❼ 取出蒸好的菜，淋入调味汁，撒上葱花、香菜即可。

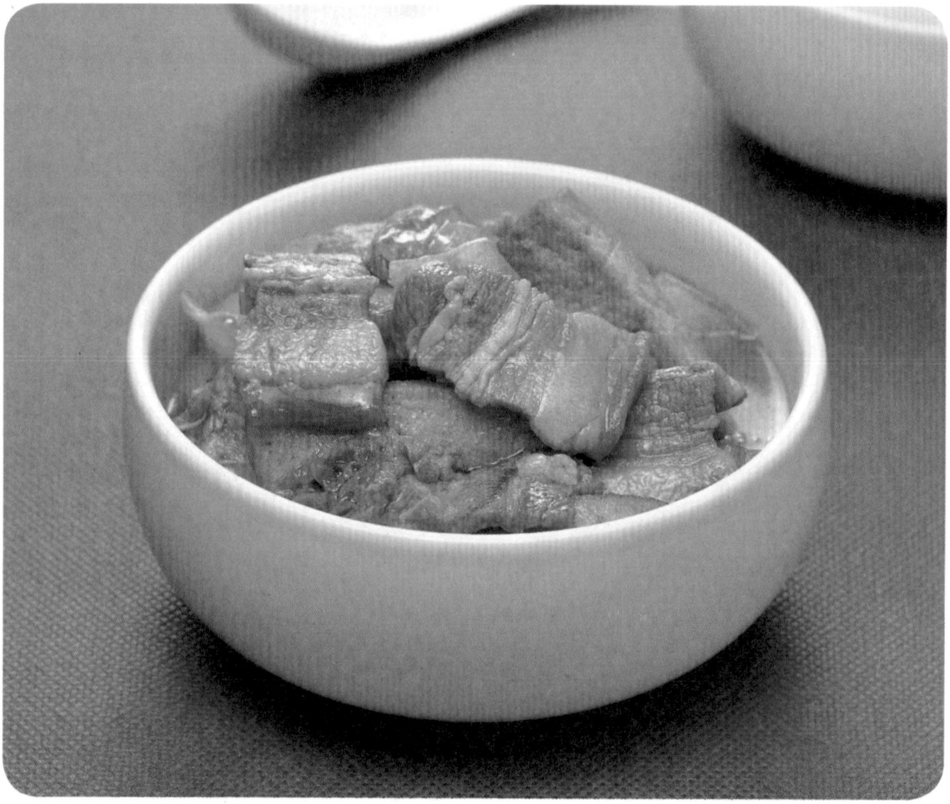

猪肉白菜炖豆腐

0~6月
Day 1

材料

白菜300克，豆腐200克，五花肉200克，蒜末、姜末、盐各少许，蚝油10克，酱油10毫升，食用油适量

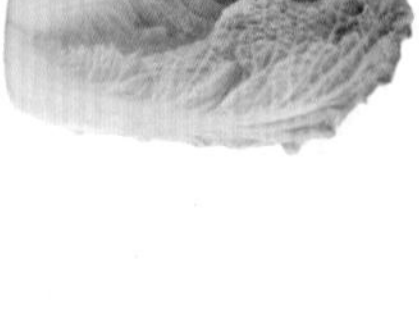

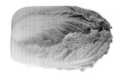

做法

❶ 豆腐切成小块；白菜洗净，切小块；五花肉切片。

❷ 油锅烧热后，先放入蒜末、姜末爆香，再放入五花肉煸炒至金黄色，放入酱油。

❸ 放入豆腐继续翻炒，加入蚝油，继续翻炒。

❹ 锅中加入水，豆腐没入水中即可，炖煮3~5分钟至豆腐入味。

❺ 放入白菜，翻炒，然后放入少量盐，盖上锅盖焖煮5分钟，出锅即可。

虾皮炒冬瓜

0~6 月
Day 1

材料

冬瓜 170 克，虾皮 60 克，
葱花少许，水淀粉少许，
食用油适量

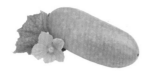

做法

❶ 将洗净去皮的冬瓜切小丁块，备用。

❷ 锅内倒入适量食用油，放入虾皮拌匀，放入
冬瓜炒匀，注入少许清水炒匀，盖上锅盖，
用中火煮 3 分钟至食材熟透。揭开锅盖，倒
入少许水淀粉，翻炒均匀。

❸ 关火后盛出炒好的食材，装入盘中，撒上葱
花即可。

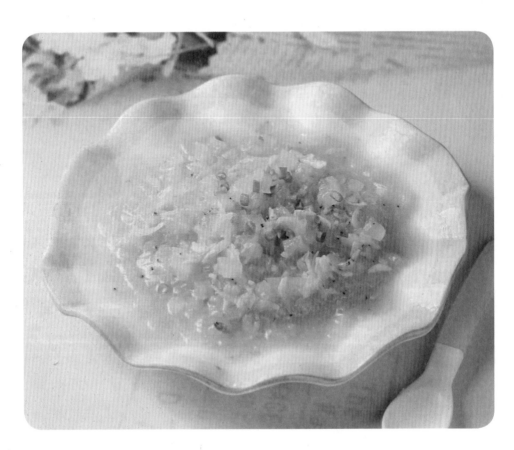

土豆荞麦鸡汤

0~6月
Day 2

材料

鸡肉 500 克，水发荞麦 80 克，土豆 150 克，香叶、香菜、盐各适量

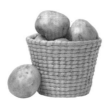

做法

❶ 鸡肉洗净，放入开水中煮 2 分钟，取出过冷水；土豆去皮，切块。

❷ 锅中注水烧开，放入鸡肉、荞麦、土豆、香叶，大火煮沸，盖上盖，用小火煲煮约 1 小时。

❸ 加盐调味，盛出撒上香菜即可。

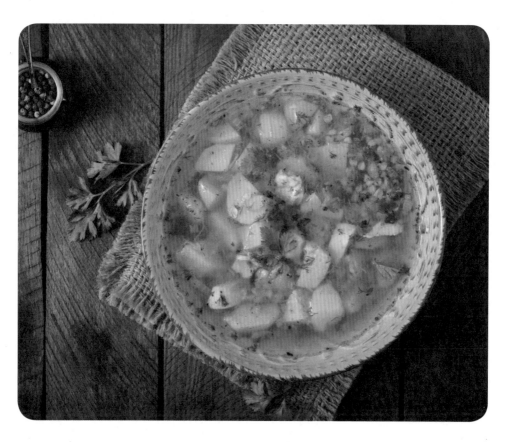

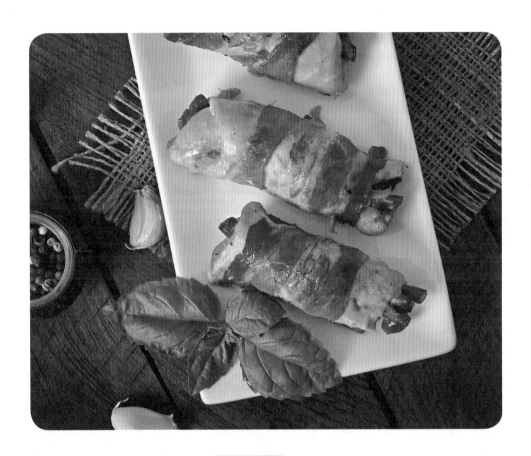

培根蔬菜卷

0~6 月
Day 2

材料

培根 150 克,胡萝卜 80 克,
豇豆、韭菜各 100 克,红
甜椒适量,盐、黑胡椒、
食用油各适量

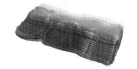

做法

❶ 培根切片;胡萝卜洗净,切丝;豇豆、韭菜洗净,
切段;红甜椒去籽,切条。

❷ 将胡萝卜丝、豇豆、韭菜、红甜椒放一起,加入
食盐和黑胡椒、食用油拌匀。

❸ 将蔬菜丝放在培根片中,卷起来,用牙签固定。

❹ 把卷好的培根卷放烤箱里,上下各 230℃,烤 10
分钟。

❺ 将培根卷翻面,刷上少许食用油,再烤 5 分钟,
取出即可。

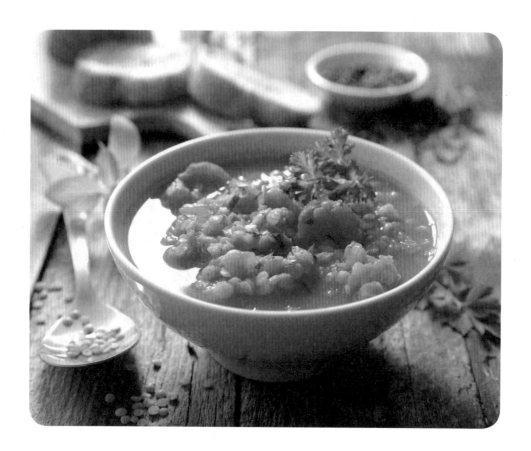

小扁豆汤

0~6 月
Day 2

材料

小扁豆 100 克，西红柿 200 克，瘦肉末 100 克，姜末、盐各少许

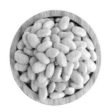

做法

❶ 西红柿去皮，切块。

❷ 锅中注水烧开，倒入备好的瘦肉末，搅匀汆去血水，捞出，沥水待用。

❸ 砂锅中注水烧热，倒入备好的小扁豆、瘦肉末、西红柿，放入姜末，盖上锅盖，烧开后转小火煮 1 小时至熟透。

❹ 掀开锅盖，放入少许的盐，搅拌片刻，使食材更入味。

❺ 关火，将煮好的汤盛出装入碗中即可。

枸杞红枣粥

0~6 月
Day 3

材料

水发小米 90 克，水发大
米 60 克，枸杞、红枣各
15 克，白糖 10 克

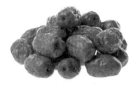

做法

❶ 锅中注清水烧开，倒入洗好的小米、大米，
烧开后用小火煮至熟软。

❷ 倒入枸杞和红枣，用小火煮至食材熟烂。

❸ 放入适量白糖调味，盛出装入碗中即可。

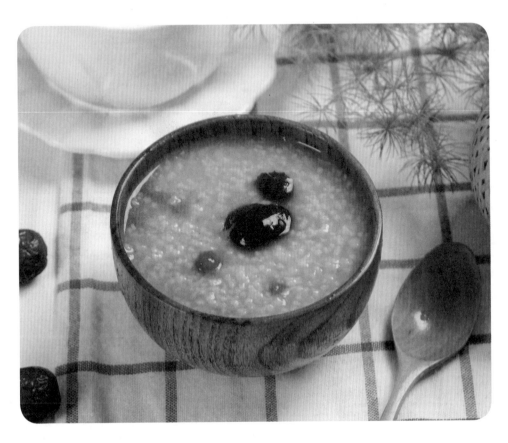

传统的健康沙拉

0~6月
Day 3

材料

面包 150 克，鲜枣 15 克，红色圣女果、黄色圣女果各 80 克，腐竹 30 克，西芹 30 克，香草 10 克，黑胡椒 5 克

做法

❶ 面包撕小块，烤至金黄色。

❷ 圣女果切开；腐竹泡发，煮熟，切段；西芹洗净，切小块；香草切碎。

❸ 将面包、鲜枣、圣女果、腐竹、西芹装入碗中，倒入香草、黑胡椒拌匀，盛入盘中即可。

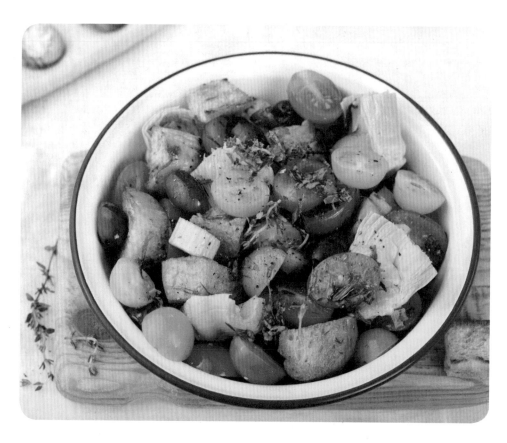

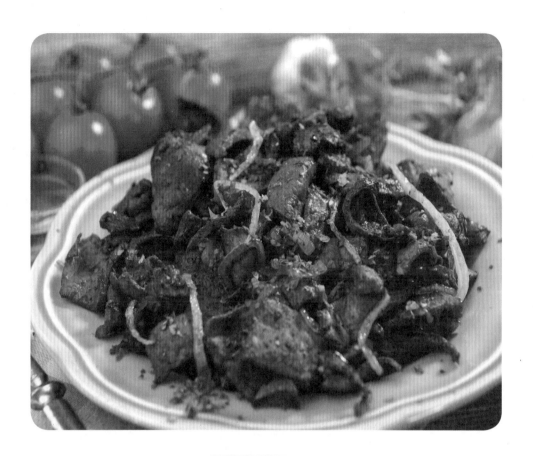

洋葱烤猪肝

0~6 月
Day 3

材料

猪肝 200 克，洋葱 100 克，葱花少许，盐、胡椒粉、食用油各适量

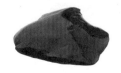

做法

❶ 猪肝切片，入开水锅中焯水后捞出，放盐、胡椒粉、食用油腌渍片刻；洋葱洗净，切丝。

❷ 将猪肝片装盘，放入洋葱丝拌匀。

❸ 把猪肝放入烤箱里，上下各 200℃，烤 10 分钟。

❹ 取出猪肝，撒上葱花即可。

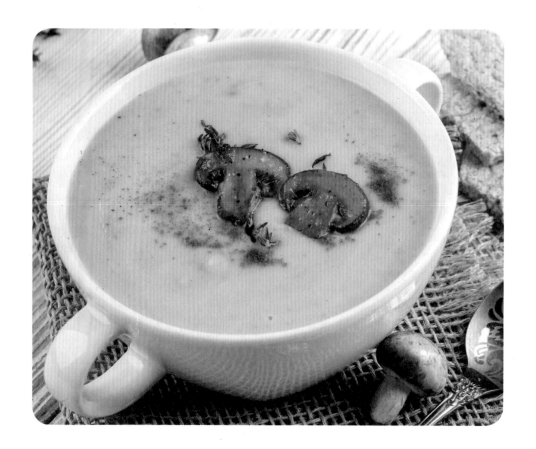

口蘑香菇浓汤

0~6 月
Day 4

材料

口蘑、香菇各 80 克，奶酪片 1 片，淡奶油适量，面粉 30 克，蒜末、香草各 10 克，盐、鸡粉各少许，橄榄油适量

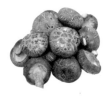

做法

❶ 香菇切块，口蘑切丁。

❷ 锅中加入少许橄榄油，爆香大蒜，放入口蘑、香菇炒熟，加入清水，煮 30 分钟，关火稍微凉凉。

❸ 锅中另加少许橄榄油，加入一大勺面粉，小火将面粉炒得微黄，炒出香味，倒入口蘑香菇汤，小火煮开，要边煮边搅拌。

❹ 加盐、鸡粉、淡奶油搅匀，盛入碗中，趁热将奶酪片放在上面，使其慢慢软化，撒上香草即可。

三鲜豆腐

0~6 月
Day 4

材料

豆腐 300 克，虾仁 60 克，
白玉菇 50 克，盐 1 克，
鸡粉 2 克，葱花、食用油
各适量

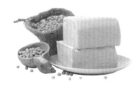

做法

❶ 洗好的白玉菇切段；洗净的豆腐切块。

❷ 油锅烧热，放入虾仁、白玉菇炒熟，注入少
许清水煮开。

❸ 放盐、鸡粉调味，放入豆腐煮 5 分钟入味。

❹ 盛出装盘，撒上葱花即可。

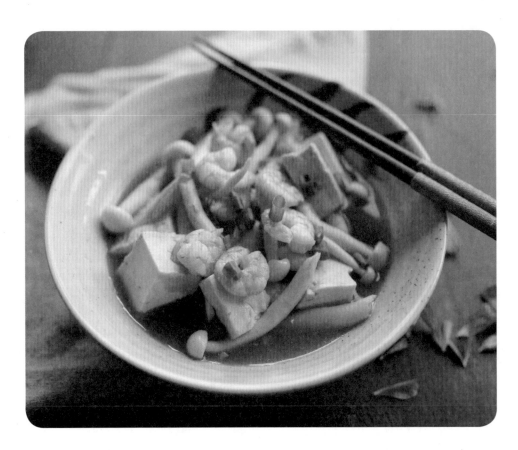

彩色蔬菜沙拉

0~6月
Day 4

材料

包菜 100 克，西葫芦 150 克，
玉米粒 100 克，红甜椒 60 克，
香菜 10 克，盐、食用油各少许

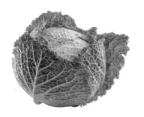

做法

❶ 包菜、西葫芦洗净，切丝；红甜椒去籽，
切丝。

❷ 锅中注水烧开，放少许盐、食用油，再放
入包菜、西葫芦、玉米粒、红甜椒煮熟，
捞出。

❸ 将包菜、西葫芦、玉米粒、红甜椒装盘，
放上香菜即可。

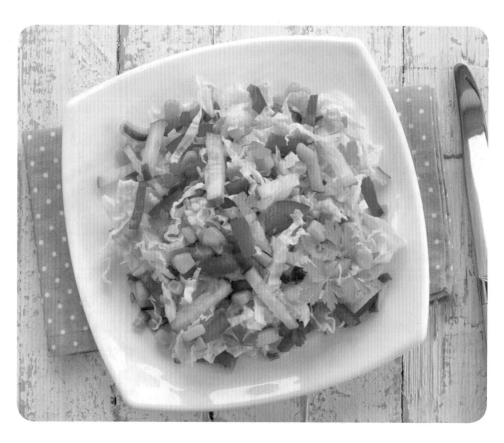

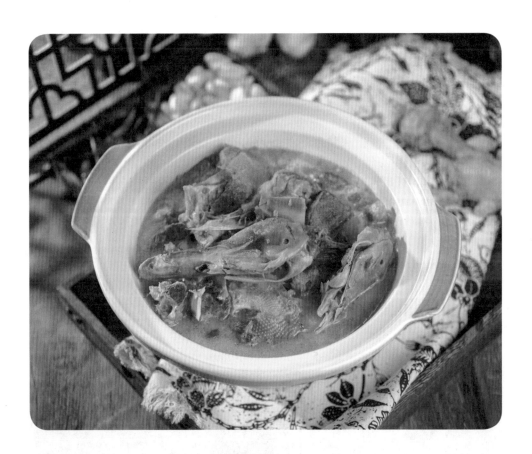

清烩土麻鸭

0~6月
Day 5

材料

鸭肉500克，芡实50克，
姜片、葱花各少许，盐2克，
鸡粉2克

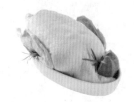

做法

❶ 锅中注入适量清水，用大火烧开，倒入切好的鸭
肉略煮，捞出沥水待用。

❷ 砂锅中注水，用大火烧热，倒入备好的芡实、鸭肉，
再加入姜片，盖上锅盖，烧开后转小火煮1小时
至食材熟透，揭开锅盖，加入盐、鸡粉，搅拌片
刻煮至食材入味。

❸ 关火后将炖煮好的鸭肉盛出，装入碗中，撒上葱
花即可。

山药煨猪肚

0~6月
Day 5

材料

猪肚 220 克，山 药 150 克，姜片、葱段 各少许，青椒、红椒 各 5 克，盐 2 克，鸡粉、 胡椒粉各少许

做法

❶ 将洗净的猪肚切开，再切条形，备用；山药去皮， 切滚刀块；青椒、红椒切圈。

❷ 锅中注水烧开，放入猪肚条拌匀，煮约 1 分钟，捞 出猪肚，沥水，待用。

❸ 砂锅中注水烧热，倒入姜片、葱段，放入焯过水的 猪肚，倒入山药，盖上盖，烧开后用小火煮约 2 小 时至食材熟透。

❹ 揭盖，加入盐、鸡粉、胡椒粉拌匀，用中火煮至食 材入味，关火后盛出煮好的猪肚汤，装入碗中，放 入青椒、红椒圈即可。

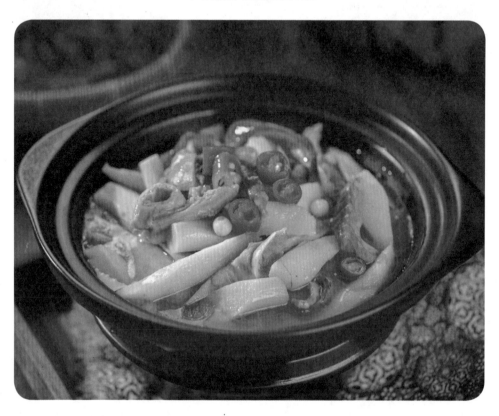

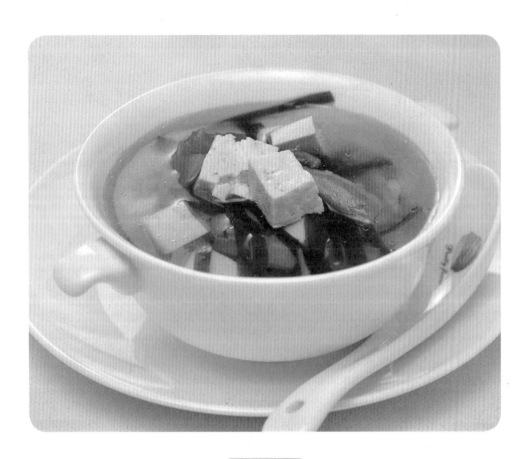

番茄海带豆腐汤

0~6月
Day 5

材料

番茄 80 克，豆腐 200 克，海带丝 100 克，姜片少许，盐、鸡粉各 2 克，食用油适量

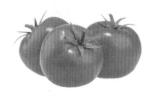

做法

❶ 番茄洗净，切块；豆腐切块。

❷ 油锅烧热，倒入姜片爆香，倒入豆腐稍炸，注入适量清水煮开。

❸ 倒入海带丝、番茄，大火煮沸后转小火煮 15 分钟。

❹ 加入盐、鸡粉调味，盛出装碗即可。

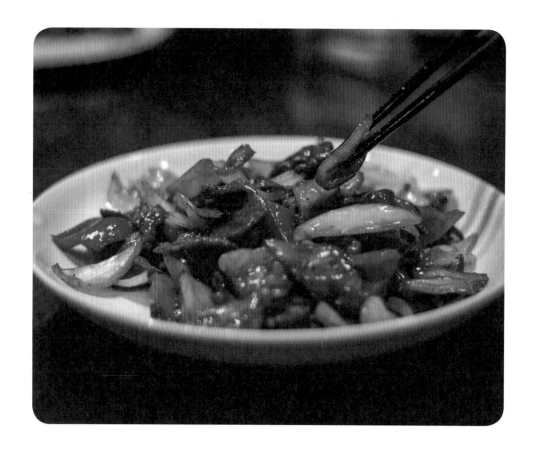

甜椒熘牛肉片

0~6月
Day 6

材料

牛肉180克，红甜椒、青甜椒各60克，洋葱80克，姜片少许，盐2克，胡椒粉、鸡粉各3克，生抽5毫升，蚝油5克，水淀粉、食用油各适量

做法

❶ 洗好的红甜椒、青甜椒切开，去籽，切块；洗净的洋葱切小块。

❷ 洗好的牛肉切片，放入碗中，加入适量盐、胡椒粉，腌渍10分钟。

❸ 用油起锅，倒入姜片、洋葱，爆香，放入红甜椒、青甜椒翻炒，再倒入牛肉片炒熟，加入蚝油、生抽，炒匀；注入适量清水，加入盐、鸡粉、水淀粉，大火收汁。

❹ 盛出菜肴，装盘即可。

彩色蒸饭

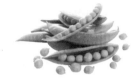

0~6 月
Day 6

材料

水发大米 150 克，豌豆、
胡萝卜、玉米粒各 80 克，
豇豆 30 克，花菜 20 克，
盐 3 克，生抽适量

做法

❶ 洗净的胡萝卜切丁；豇豆切段；花菜切小朵。

❷ 取一碗，倒入大米，注入适量清水。

❸ 加入豌豆、胡萝卜、玉米粒、豇豆、花菜、生抽、
盐，拌匀。

❹ 蒸锅中注入适量清水烧开，放上碗，加盖，
中火蒸 40 分钟至熟。

❺ 揭盖，取出蒸好的饭即可。

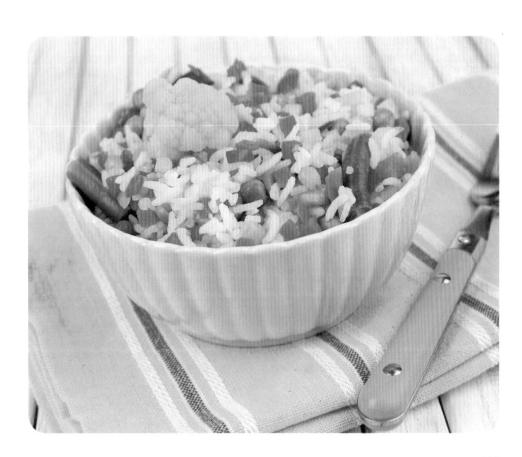

小炒藕丝

0~6月
Day 6

材料

莲藕300克，红甜椒、姜丝、青甜椒、蒜瓣各10克，芝麻油、盐、米醋、食用油各适量

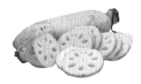

做法

❶ 将莲藕去皮切丝；红甜椒、青甜椒切段。

❷ 油锅烧热，放入姜丝、蒜瓣炒香，再放入藕丝炒熟。

❸ 放入红甜椒、青甜椒，炒出香味，加米醋、盐炒匀，淋上芝麻油，装盘即可。

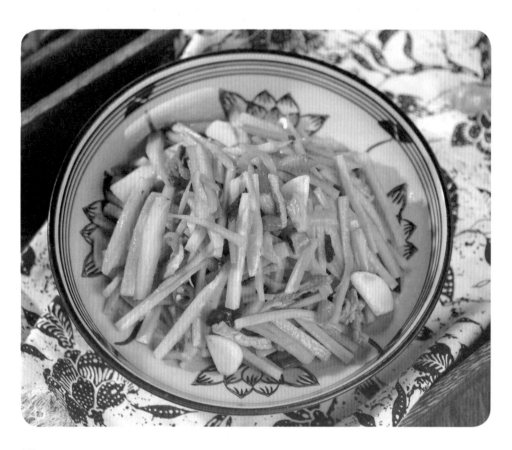

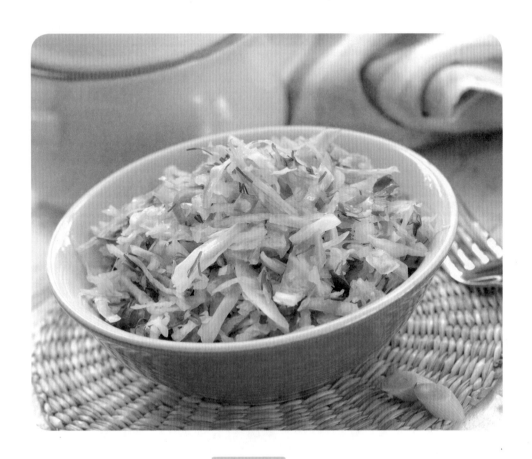

包菜沙拉

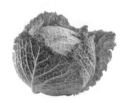

0~6月
Day 6

材料

包菜 150 克，葱花、盐各少许，沙拉酱 10 克

做法

❶ 洗净的包菜切丝。

❷ 将包菜放入沸水锅中煮 1 分钟，捞出，沥干水分。

❸ 将包菜放碗中，加葱花、盐、沙拉酱拌匀即可。

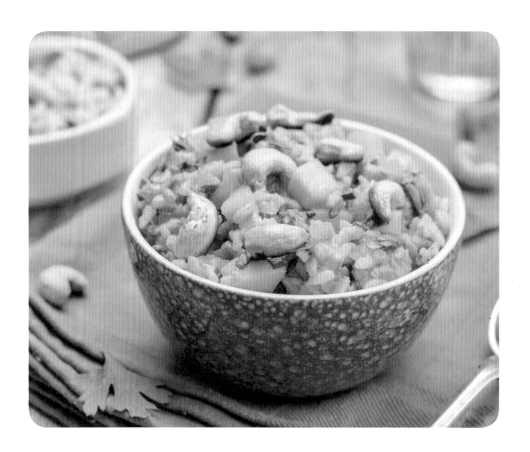

咖喱杧果鸡肉饭

0~6 月
Day 7

材料

熟米饭 150 克，杧果 1 个，鸡肉块 200 克，腰果 20 克，咖喱 10 克，盐 3 克，葱花、芝麻油、食用油各适量

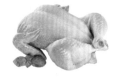

做法

❶ 杧果去皮，切块。

❷ 用油起锅，倒入鸡肉块炒至变色，加适量水，倒入盐拌匀，焖煮 3 分钟。

❸ 倒入咖喱、杧果拌匀，淋入少许芝麻油，加入葱花，用大火收汁。

❹ 将杧果、鸡肉盛出，浇在熟米饭上，放上腰果即可。

柠檬虾

材料

鲜虾 200 克，柠檬 1
个,香葱2根,红甜椒、
大蒜、生姜各 10 克,
盐、酱油、食用油、
生姜各适量

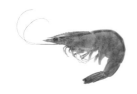

做法

❶ 鲜虾清洗干净备用。

❷ 把红甜椒切成粒；大蒜、生姜剁成蓉；香葱切成葱
花备用。

❸ 锅中倒入适量水烧开，把鲜虾下锅烫熟，只要虾变
成红色就差不多了，下锅两分钟左右捞起备用。

❹ 把捞起的虾摆盘，围成一个圆圈形状。

❺ 油锅烧热，把姜蓉、蒜蓉下锅爆香，倒入酱油、盐，
撒上红甜椒粒，翻炒均匀出锅，把葱花装小碟，把
锅里的材料一起倒入小碟，用余温把葱花烫软，挤
入柠檬汁拌匀即可调味食用。

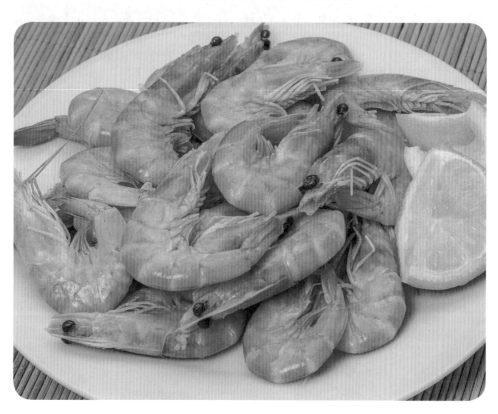

枸杞蒸芋头

0~6月
Day 7

材料

芋头350克，枸杞20克，
葱花10克，盐、鸡粉、
食用油各少许

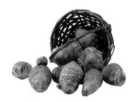

做法

❶ 芋头去皮、洗净，切块，装入蒸盘中，放入盐、
鸡粉，食用油拌匀，放入枸杞，待用。

❷ 蒸锅上火烧开，放入蒸盘，盖上盖，用中火
蒸约15分钟至芋头熟透。

❸ 揭盖，取出蒸好的芋头，撒上葱花，待稍微
放凉后即可食用。

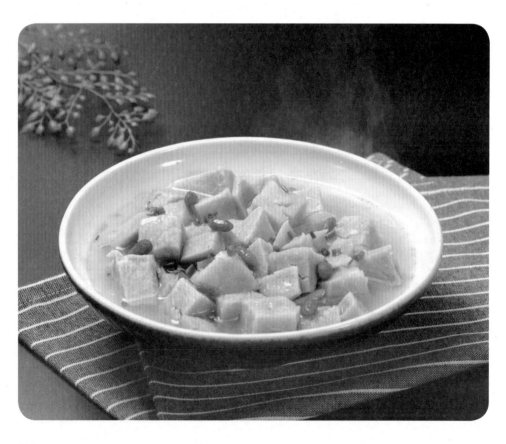

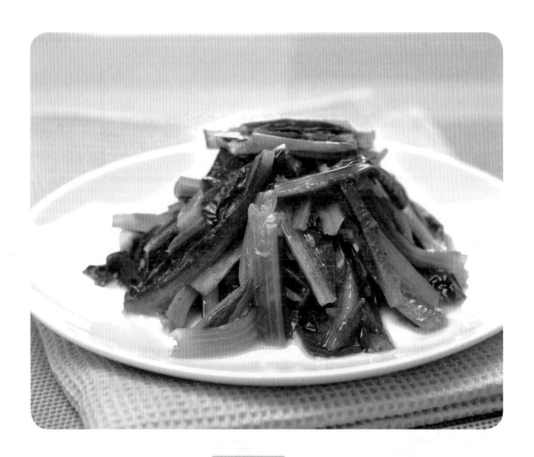

素炒莜麦菜

0~6月
Day 7

材料

莜麦菜 200 克，盐、鸡粉
各 2 克，蚝油 3 克，食用
油适量

做法

❶ 莜麦菜洗净，切段。

❷ 锅中注水大火烧开，倒入莜麦菜拌匀，煮片刻至
断生，将食材捞出，沥水待用。

❸ 用油起锅，倒入莜麦菜翻炒，放入蚝油，加入盐、
鸡粉，翻炒片刻至入味。

❹ 将炒好的菜肴盛出装入盘中即可。

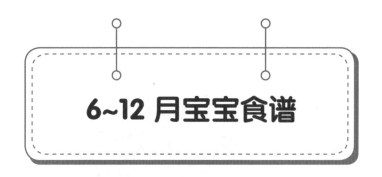

6~12 月宝宝食谱

　　宝宝满6个月开始添加辅食后，应首选富含铁的辅食，主要有肝泥和肉泥（6个月尝试，7个月正式添加，至1周岁时应达到每天25~50克）。水果（泥）和蔬菜（泥）含有维生素C，可促进铁吸收，亦应每日添加。需要提醒的是，鸡蛋（蛋黄）虽然含铁量较多，但很难吸收，且易过敏，所以不主张早期添加，可以推迟至七八个月时再添加。家庭自制米粥、米饭、面条等含铁量极少，也不是铁的良好来源。这个时期的宝宝要及时补充维生素D和钙，以保证身体发育。

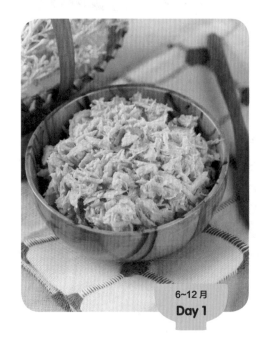

6~12 月
Day 1

三文鱼泥

材料

三文鱼肉 120 克

做法

❶ 蒸锅上火烧开，放入处理好的三文鱼肉。

❷ 盖上锅盖，用中火蒸约15分钟至熟。

❸ 揭开锅盖，取出三文鱼，放凉待用。

❹ 取一个干净的大碗，放入三文鱼肉，压成泥状即可。

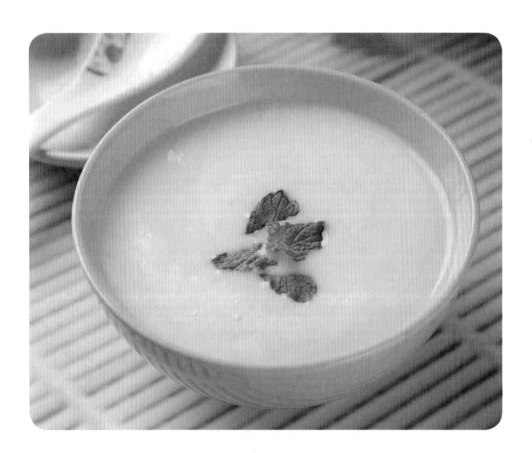

牛奶藕粉

6~12月
Day 1

材料

鲜牛奶300毫升，藕粉
20克

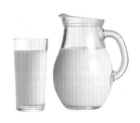

做法

❶ 把部分牛奶倒入藕粉中，拌匀，备用。

❷ 锅置火上，倒入余下的牛奶，煮开后关火，待用。

❸ 锅中倒入调好的藕粉，拌匀，再次开火，煮约2
分钟，搅拌均匀至其呈现糊状。

❹ 关火后盛出煮好的藕粉，装入碗中即可。

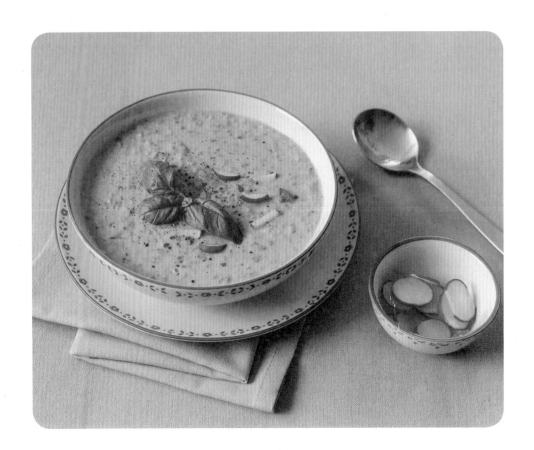

樱桃萝卜青豆糊

6~12 月
Day 1

材料

樱桃萝卜2个，青豆65克，盐1克，水淀粉适量

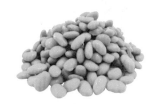

做法

❶ 樱桃萝卜洗净，切块。

❷ 取榨汁机，把洗好的青豆、樱桃萝卜倒入杯中，加入清水，选择"搅拌"功能，榨取豆汁，把榨好的豆汁滤入碗中。

❸ 将豆汁倒入汤锅，煮沸，加入盐，拌匀调味。

❹ 倒入水淀粉，拌匀煮沸，盛出装入碗中即可。

牛肉糊

6~12 月
Day 1

材料

牛肉 35 克，水发大米 80
克，盐 1 克

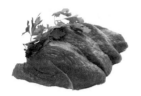

做法

❶ 洗净的牛肉切碎，待用。

❷ 锅置火上，倒入泡发好的大米、牛肉碎，拌匀注
入适量开水，搅拌 9 分钟至米粒透明。

❸ 注入适量开水，煮约 9 分钟至呈糊状。

❹ 关火后盛出煮好的牛肉糊，装入碗中，放凉待用。

❺ 取榨汁机，倒入放凉的牛肉糊，盖上盖子，榨约
半分钟。

❻ 断电后将榨好的牛肉糊倒入锅中，加盐调味，加
热片刻。

❼ 关火后盛出煮好的牛肉糊，装入碗中即可。

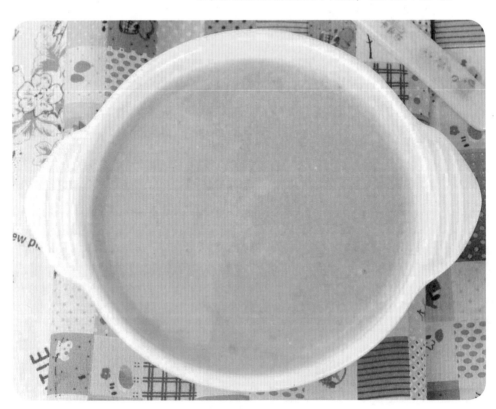

鸡蛋羹

6~12月
Day 2

材料

鸡蛋2个,虾仁90克,姜丝、葱花各少许，盐1克，生抽7毫升,芝麻油2毫升

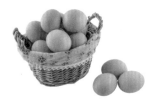

做法

❶ 虾仁装入碗中，放入姜丝、生抽、芝麻油，拌匀。

❷ 鸡蛋打入碗中，加入盐、清水，搅拌片刻。

❸ 把蛋液倒入碗中，放入烧开的蒸锅中，蒸10分钟。

❹ 在蒸熟的蛋羹上放上虾仁，蒸2分钟，把蒸好的蛋羹取出，淋入生抽,撒上葱花即可。

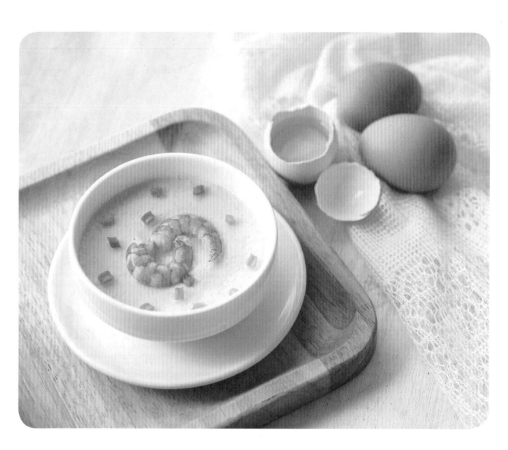

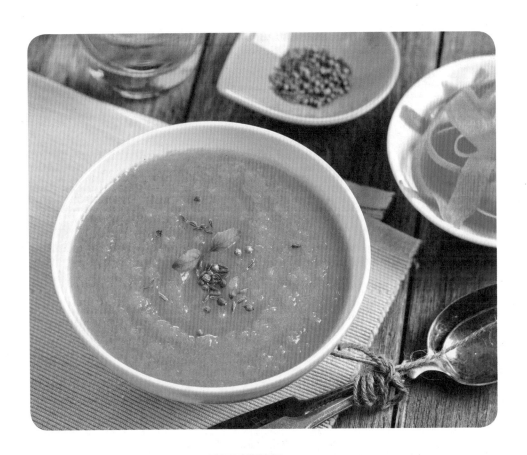

胡萝卜生姜糊

6~12 月
Day 2

材料

胡萝卜 150 克，配方奶粉 20 克，米粉 60 克，姜片少许

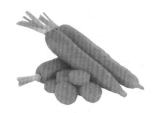

做法

❶ 汤锅中注入清水烧开，放入洗净的胡萝卜，煮约 2 分钟至熟。

❷ 把煮好的胡萝卜捞出，放凉，切碎。

❸ 取榨汁机，把胡萝卜、姜片放入杯中，加入清水，盖上盖子，选择"搅拌"功能，榨取胡萝卜汁。

❹ 将胡萝卜汁倒入汤锅中，倒入米粉、奶粉，搅拌，煮成米糊，将煮好的米糊盛出，装入碗中即可。

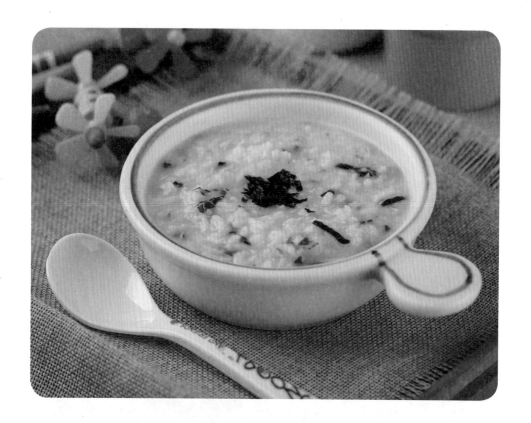

鱼肉海苔粥

6~12月
Day 2

材料

鲈鱼肉 80 克，小白菜 50 克，海苔少许，大米 65 克，盐少许

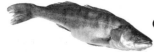

做法

❶ 将洗好的小白菜切碎，剁成末；洗净的鱼肉切段，去除鱼皮；海苔切成条状，切碎，备用。

❷ 取榨汁机，选干磨刀座组合，将大米放入杯中，拧紧杯子与刀座，套在榨汁机上，并拧紧，选择"干磨"功能，将大米磨成米碎，倒入碗中，备用。

❸ 把备好的鱼肉放入烧开的蒸锅中，盖上锅盖，用中火蒸 8 分钟至鱼肉熟透，取出，压碎。

❹ 锅置于旺火上，注入适量清水，倒入米碎，拌匀，再倒入小白菜、鱼肉和海苔煮熟，加盐调味，盛出即可。

香蕉花生奶昔

6~12月
Day 3

材料

花生80克，香蕉100克，
牛奶80毫升，酸奶100
毫升

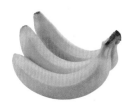

做法

❶ 香蕉去皮，切小块。

❷ 将花生和香蕉块倒入榨汁机中，加入牛奶、
酸奶，盖上盖，启动榨汁机，榨约30秒成
奶昔。

❸ 断电后揭开盖子，将奶昔倒入杯中即可。

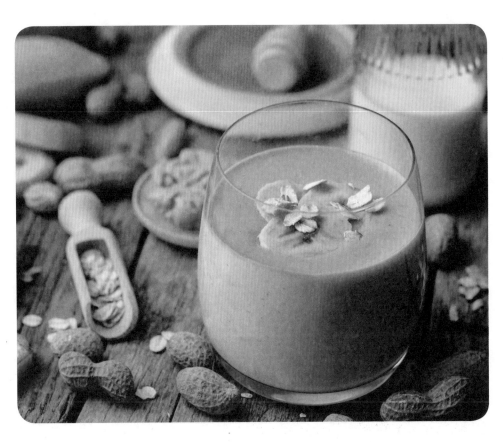

蓝莓牛奶粥

6~12 月
Day 3

材料

蓝莓 50 克，水发大米 80 克，配方奶粉 15 克

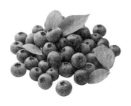

做法

❶ 蓝莓切碎。

❷ 砂锅中注入适量清水，倒入大米。

❸ 加盖，用大火煮开后转小火煮 40 分钟至大米熟软浓稠。

❹ 盛出大米粥，放至温热。

❺ 放入奶粉搅匀，再放上蓝莓即可。

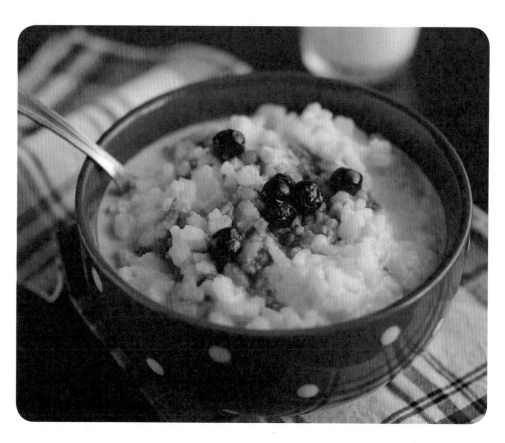

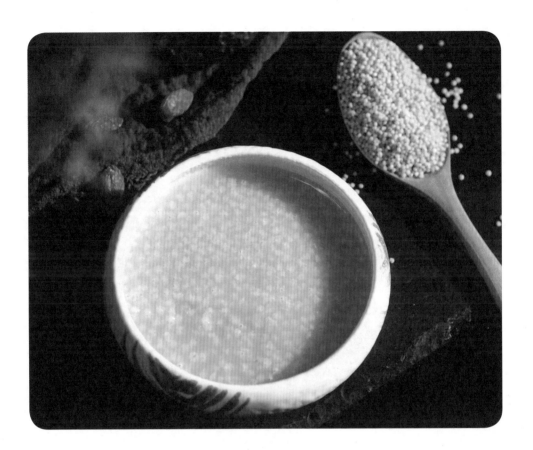

小米粥

6~12 月
Day 3

材料

水发小米 100 克，水发大米 50 克

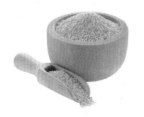

做法

❶ 砂锅中注入清水烧热，倒入洗净的小米、大米，搅拌均匀，烧开后用小火煮 30 分钟至食材熟透。

❷ 关火后把煮好的粥盛出，装入碗中即可。

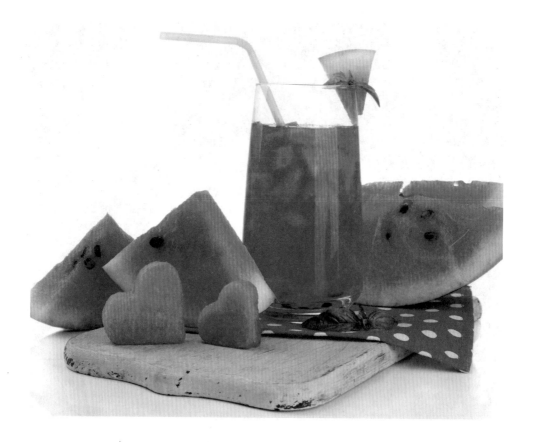

西瓜汁

6~12 月
Day 4

材料

西瓜果肉 150 克

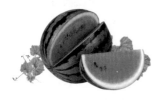

做法

❶ 将西瓜果肉切成小块。

❷ 取榨汁机，选择搅拌刀座组合，倒入切好的食材，注入少许纯净水，盖上盖子，选择"榨汁"功能，榨取果汁。

❸ 断电后倒出果汁，装入碗中即可。

松子粥

6~12 月
Day 4

材料

水发粳米 100 克，松子
50 克

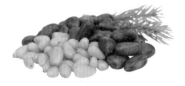

做法

❶ 粳米淘洗干净，用水浸泡 2 小时，沥干水分，
待用。

❷ 将粳米放入搅拌机中，注入适量清水，搅拌
3 分钟，倒入过筛网中，过滤。

❸ 将松子放入搅拌机中，注入适量清水，搅拌
3 分钟，倒入过筛网中，过滤。

❹ 热锅倒入粳米水、松子水，大火煮 25 分钟左
右，不停地搅动熬煮，煮到黏稠状时即可。

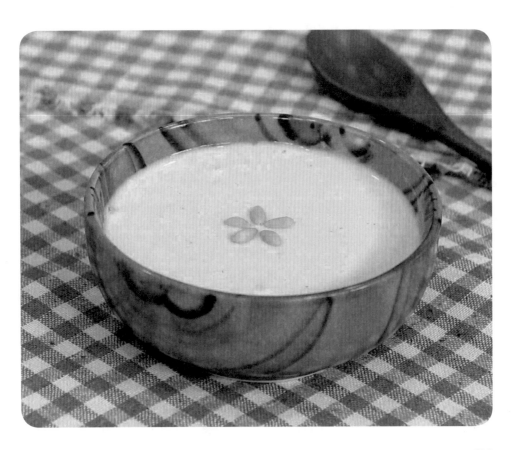

胡萝卜汁

6~12 月
Day 5

材料

胡萝卜 100 克

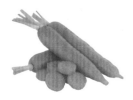

做法

❶ 将洗净的胡萝卜切开，切成小瓣，待用。

❷ 取榨汁机，选择搅拌刀座组合，倒入切好的食材，注入少许纯净水，盖上盖子，选择"榨汁"功能，榨取蔬菜汁。

❸ 断电后倒出蔬菜汁，装入碗中即可。

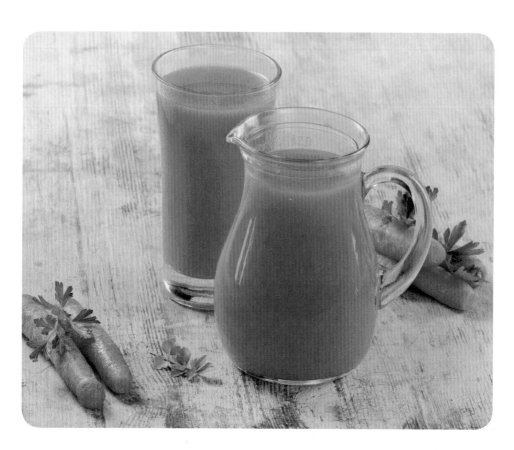

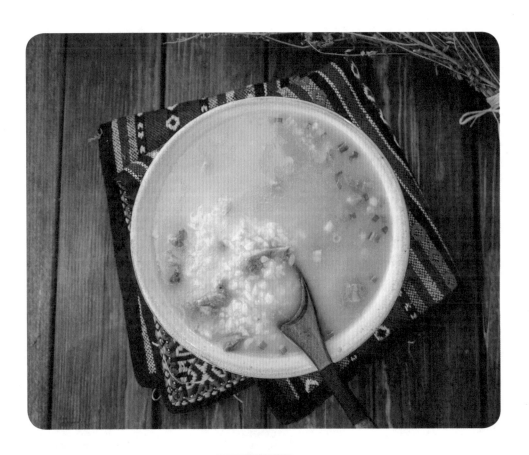

瘦肉粥

6~12 月
Day 5

材料

水发大米 80 克，瘦肉丁 50 克，葱花 5 克，盐 1 克

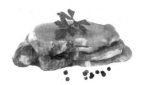

做法

❶ 砂锅中注入清水烧开，倒入大米，拌匀，煮 30 分钟至米熟。

❷ 放入瘦肉丁，拌匀。

❸ 加盖，小火继续煮 20 分钟至食材熟软。

❹ 揭盖，放入盐、葱花，搅拌约 2 分钟，将煮好的粥装入碗中即可。

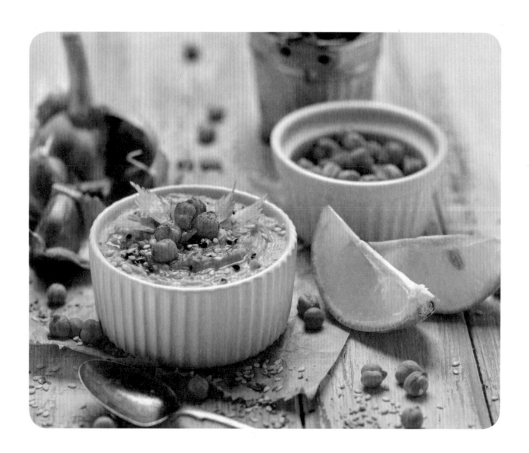

鹰嘴豆泥

6~12月
Day 6

材料

土豆30克, 鹰嘴豆40克,
白芝麻10克

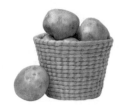

做法

❶ 洗好去皮的土豆切成薄片, 放入蒸碗中。

❷ 将蒸盘放入烧开的蒸锅中, 用中火蒸约15分钟
至食材熟软, 取出蒸盘, 放凉待用。

❸ 将洗好的鹰嘴豆放入烧开的蒸锅中, 用中火蒸至
鹰嘴豆熟软, 取出放凉待用。

❹ 取一个大碗, 倒入蒸好的土豆, 压成泥状, 放入
鹰嘴豆, 捣成泥状, 将土豆和豌豆混合均匀, 撒
上白芝麻即可。

蘑菇鸡蛋粥

6~12月
Day 6

材料

蘑菇 80 克，鸡蛋 1 个，
大米 65 克，姜丝、葱花、
盐、食用油各少许

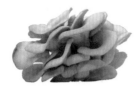

做法

❶ 鸡蛋煮熟，剥壳后切成两块，待用；蘑菇洗净，切小块。

❷ 油锅烧热，放入姜丝爆香，放蘑菇炒熟，加盐调味，盛出待用。

❸ 锅置旺火上，注入适量清水，倒入大米，煮约 40 分钟至黏稠。

❹ 放入蘑菇、鸡蛋，撒上葱花即可。

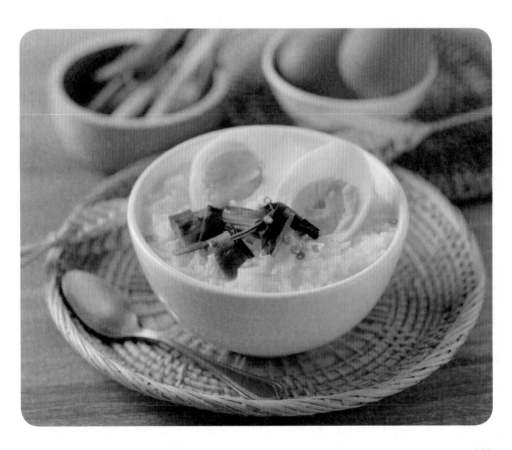

蛋黄南瓜米糊

6~12 月
Day 7

材料

南瓜 80 克，水发大米 60 克，蛋黄 1 个

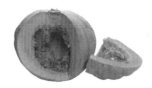

做法

❶ 将去皮洗净的南瓜切片，摆放在蒸盘中；大米用榨汁机搅碎；蛋黄切碎。

❷ 蒸锅上火烧沸，放入蒸盘，蒸约 15 分钟至南瓜变软，取出蒸好的南瓜，放凉，制成南瓜泥。

❸ 汤锅中注入清水烧开，倒入米碎，搅拌，煮约 30 分钟至熟透。

❹ 倒入南瓜泥、蛋黄，拌匀，续煮片刻至沸，盛出煮好的米糊，装在小碗中即可。

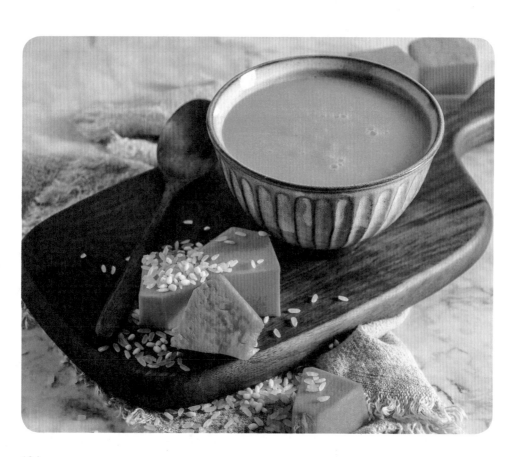

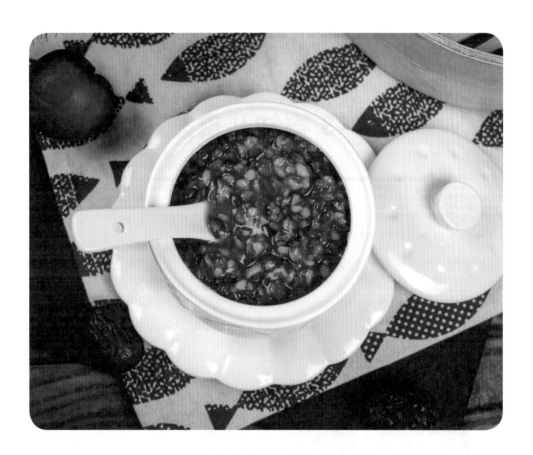

红豆紫米粥

6~12 月
Day 7

材料

水发紫米 100 克，水发红
豆 60 克

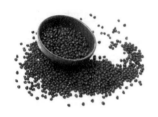

做法

❶ 砂锅中注入适量清水，倒入备好的红豆、紫米。

❷ 加盖，大火煮开转小火煮 1 小时至食材熟软。

❸ 将煮好的粥盛出，装入碗中即可。

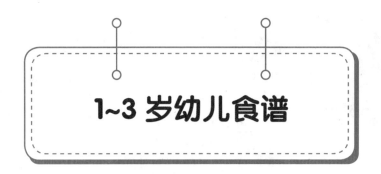

1~3 岁幼儿食谱

　　1~3 岁幼儿可以口服葡萄糖酸钙加锌来补充。平时可让孩子多吃些水果、蔬菜等维生素含量高的食物，多吃些奶制品、豆制品、蛋类、瘦肉类等。另外，宜让孩子多吃些富含 B 族维生素和氨基酸的食物，如谷类、鱼类、绿色蔬菜、蛋类等。宝宝缺钙，可以口服钙片，多晒太阳，多吃骨头汤、鲫鱼汤和瘦肉。

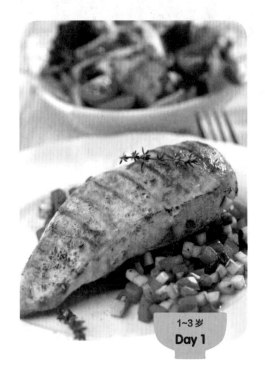

1~3 岁
Day 1

烤鸡胸肉

材料

鸡胸肉 1 块，酱油 5 毫升，盐少许，鸡蛋 1 个，甜椒半个，土豆 1 个，食用油适量

做法

❶ 鸡胸肉洗净，两面用蛋清和盐稍稍抹一下；甜椒切丁；土豆去皮，切丁。

❷ 烤盘中铺上锡纸，放入鸡胸肉，包起来，放入烤箱中层，200℃烤 10 分钟。

❸ 翻面，再烤 10 分钟，取出。

❹ 油锅烧热，放入甜椒和土豆炒熟，放酱油调味，盛出装盘，放上鸡胸肉即可。

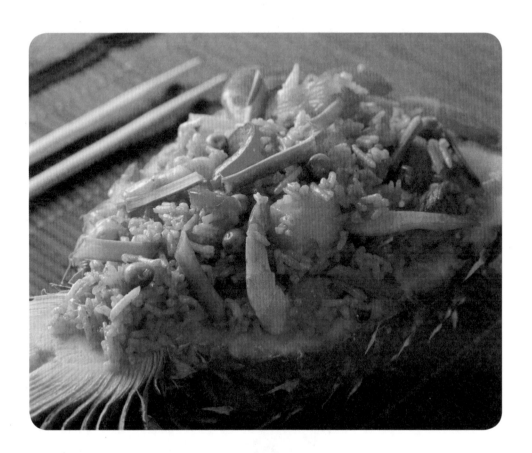

菠萝饭

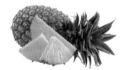

1~3岁
Day 1

材料

米饭 150 克, 虾仁 100 克, 青豆 50 克, 菠萝半个, 西红柿 30 克, 葱段少许, 盐 3 克, 鸡粉 2 克, 食用油适量

做法

❶ 菠萝取菠萝肉, 切丁, 留菠萝盏待用; 西红柿切块。

❷ 锅中加入清水、青豆、盐、食用油, 拌匀, 煮至断生后捞出。

❸ 热锅注油, 放入虾仁, 滑油至变色, 捞出。

❹ 锅底留油烧热, 放入米饭, 炒松散, 倒入青豆, 炒匀, 加入西红柿、菠萝丁、盐、鸡粉、虾仁、葱段, 炒出香味, 盛出炒好的米饭, 装入菠萝盏中即可。

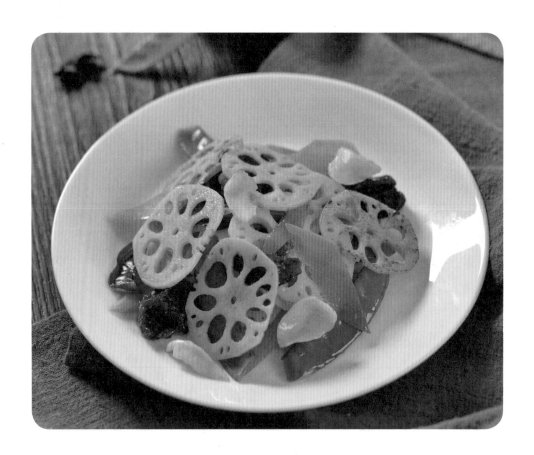

荷塘小炒

1~3 岁
Day 1

材料

荷兰豆130 克，莲藕180克，胡萝卜、马蹄各50克，水发木耳30克，蒜末、葱段各少许，鸡粉、盐各2克，水淀粉5毫升，食用油适量

做法

❶ 洗净的胡萝卜、马蹄、莲藕切片；木耳切小块。

❷ 锅中注入清水烧开，放盐、鸡粉、食用油、莲藕、荷兰豆、胡萝卜、马蹄、木耳，拌匀，煮1分钟至断生，把焯好水的食材捞出，沥干水分。

❸ 用油起锅，倒入蒜末、葱段爆香，倒入莲藕、荷兰豆、胡萝卜、马蹄、木耳炒匀。

❹ 加入鸡粉、盐、水淀粉，炒匀，将炒好的食材盛出，装入盘中即可。

水果煎饼

材料

草莓80克，苹果90克，鸡蛋1个，玉米粉、面粉各60克，橄榄油5毫升

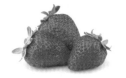

做法

❶ 将洗净的草莓切成小块，洗净的苹果切成小块，放入榨汁机中搅打成果泥；鸡蛋打开，取蛋清装入碗中。

❷ 将面粉倒入碗中，加入玉米粉，倒入蛋清，搅匀，加入清水，继续搅拌，放入果泥，拌匀。

❸ 煎锅中注入橄榄油烧热，倒入拌好的水果面糊，摊成小圆形的饼状，用小火煎至成形，散出焦香味。

❹ 翻面，煎至两面焦黄色，把煎好的饼取出，装入盘中即可。

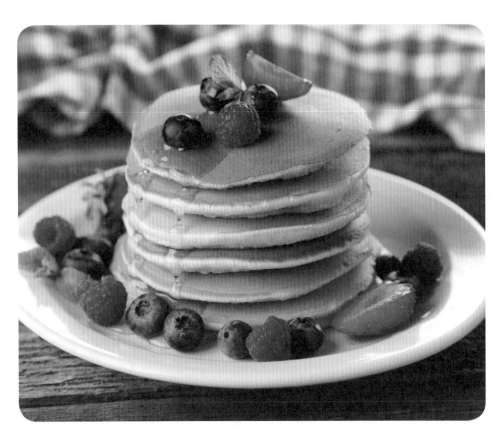

煎蛋饼

1~3 岁
Day 2

材料

鸡蛋 2 个，番茄酱 20 克，
橄榄油 5 毫升

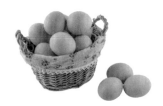

做法

❶ 将鸡蛋打散，搅匀，备用。

❷ 煎锅中注入橄榄油烧热，倒入拌好的鸡蛋，
煎至两面焦黄色，刷番茄酱。

❸ 把煎好的饼取出，装入盘中即可。

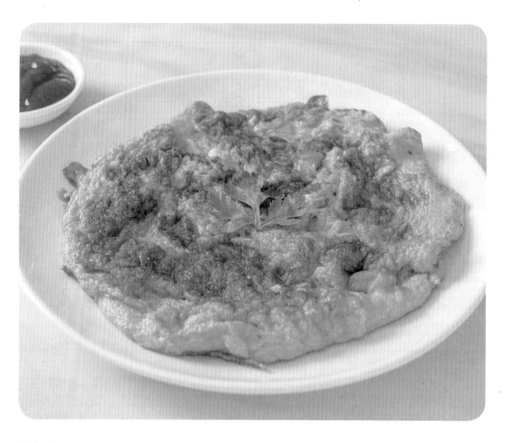

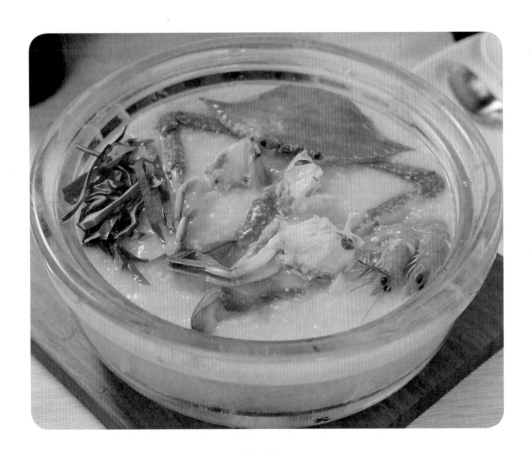

生滚蟹粥

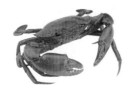

1~3 岁
Day 2

材料

螃蟹 400 克，虾 100 克，大米 100 克，葱花、姜丝、紫甘蓝、盐各适量

做法

❶ 将螃蟹表面用刷子清洗干净，打开蟹壳，去掉蟹鳃、蟹肠、蟹胃、蟹心这 4 个部位，将清理好的螃蟹切成块；虾洗净；紫甘蓝切丝。

❷ 将米淘洗干净，放入锅里煮成粥。

❸ 放入清理好的螃蟹和虾，放入姜丝，煮 10 分钟。

❹ 揭开锅，放入盐调味，改小火煮 5 分钟。

❺ 出锅后撒上紫甘蓝和葱花即可。

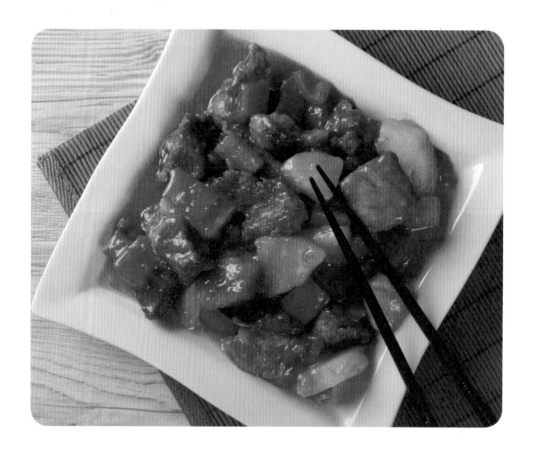

菠萝猪肉

1~3 岁
Day 2

材料

菠萝半个，猪肉 200 克，红甜椒 20 克，盐 3 克，鸡粉 2 克，水淀粉、芝麻油、食用油各适量

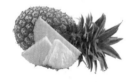

做法

❶ 菠萝去皮，果肉切小块；猪肉切块；红甜椒切丁。

❷ 用油起锅，倒入红甜椒爆香，倒入猪肉块炒至变色，加适量水，倒入菠萝块、盐、鸡粉拌匀，焖煮 3 分钟。

❸ 倒入水淀粉，淋入芝麻油，大火收汁，盛出即可。

清炒豆腐

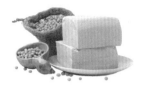

1~3 岁
Day 2

材料

豆腐 300 克,白芝麻 20 克,
盐 1 克,鸡粉 2 克,葱花、
食用油各适量

做法

❶ 洗净的豆腐切块。

❷ 油锅烧热,放入豆腐炒至两面呈黄色。

❸ 放盐、鸡粉调味,放入葱花拌匀。

❹ 盛出装盘,撒上白芝麻即可。

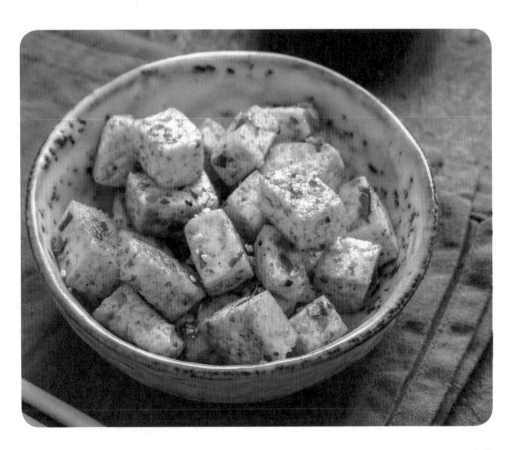

海鲜咖喱饭

1~3岁
Day 3

材料

熟米饭220克，虾仁100克，蟹棒、胡萝卜各80克，洋葱30克，咖喱10克，生抽5毫升，盐、鸡粉各2克，食用油适量

做法

❶ 处理好的蟹棒、胡萝卜、洋葱切成小块，待用。

❷ 热锅注油烧热，倒入胡萝卜、洋葱爆香，倒入虾仁、蟹棒，加入咖喱，炒香。

❸ 倒入备好的米饭，翻炒松散。

❹ 加入生抽、盐、鸡粉，翻炒调味。

❺ 关火，将炒好的饭盛出装入碗中即可。

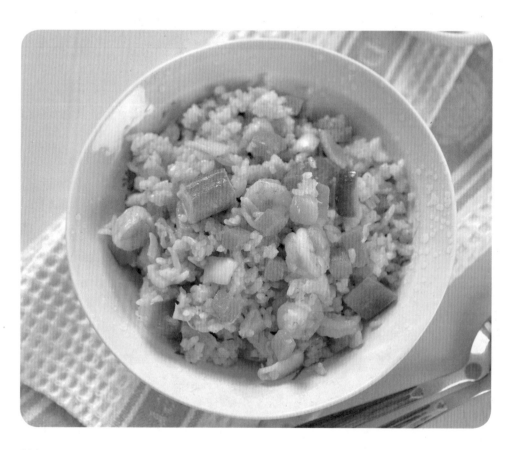

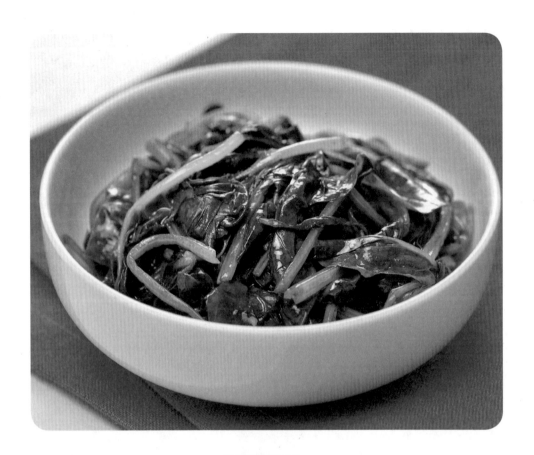

姜汁菠菜

1~3 岁
Day 3

材料

菠菜 100 克，生姜 20 克，
盐、芝麻油、食用油各适量

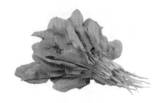

做法

❶ 洗好的菠菜切成段；生姜去皮洗净，切细丝。

❷ 锅中注水烧开，倒入菠菜段、姜丝、食用油，搅匀，煮至断生，捞出沥干水分，待用。

❸ 将菠菜段装入碗中，加入盐、芝麻油，搅拌片刻至入味。

❹ 将拌好的菠菜装入盘中即可。

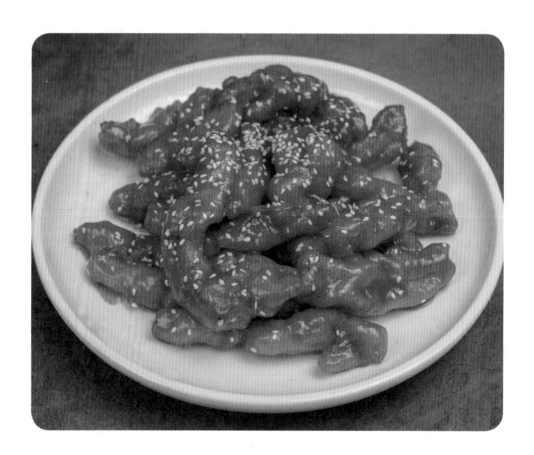

糖醋里脊

1~3岁
Day 3

材料

里脊肉 230 克，鸡蛋 1 个，番茄酱 20 克，盐 2 克，白糖 4 克，白醋 10 毫升，生粉、食用油各适量

做法

❶ 里脊肉洗净，切条形。

❷ 取一个碗，放入生粉、鸡蛋、盐，拌匀，制成蛋糊，将里脊肉放入碗中，拌至其均匀地滚上蛋糊。

❸ 热锅注油，放入里脊肉，搅匀，炸约 2 分钟，至呈金黄色，捞出炸好的材料，沥干油。

❹ 用油起锅，放入番茄酱、白醋、白糖，炒匀，倒入里脊肉，炒至食材入味，盛出装入盘中即可。

甜椒煎蛋

材料

红甜椒、绿甜椒各 1 个，
鸡蛋 2 个，食用油适量

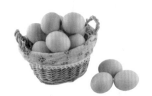

做法

❶ 红甜椒、绿甜椒切圈。

❷ 煎锅放油烧热，放入红甜椒圈、绿甜椒圈，
分别打入鸡蛋。

❸ 将鸡蛋煎熟后，盛出即可。

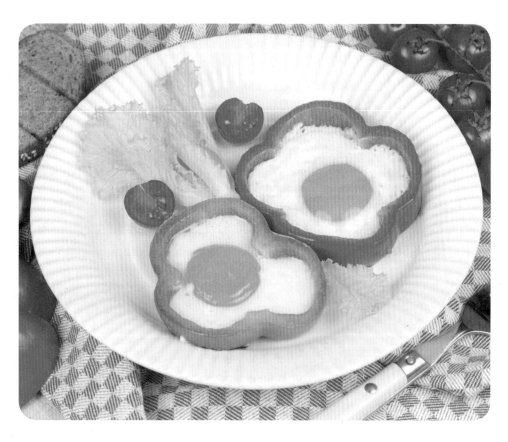

虾仁萝卜丝馅饼

材料

白萝卜 150 克，虾仁 200 克，面粉 100 克，姜丝、葱花各 15 克，盐、鸡粉、食用油各适量

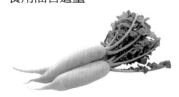

做法

❶ 面粉加水和成面团，醒 20 分钟。

❷ 白萝卜去皮，切细丝；虾仁洗净，切碎。

❸ 白萝卜丝捏去水分，加姜丝、葱花、盐、鸡粉、虾仁、食用油，拌匀待用。

❹ 把醒好的面团揪成小剂子，擀成圆皮，包入馅料。

❺ 煎锅放油烧热，放入饼坯，煎至两面金黄，盛出装盘即可。

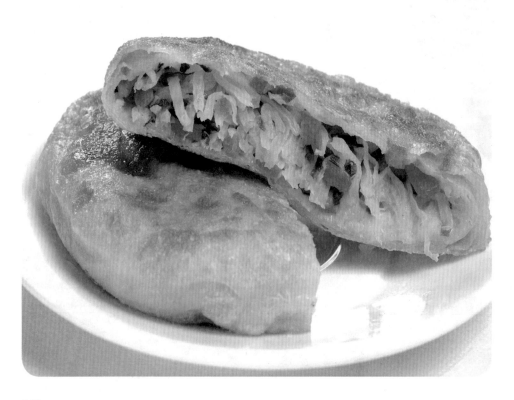

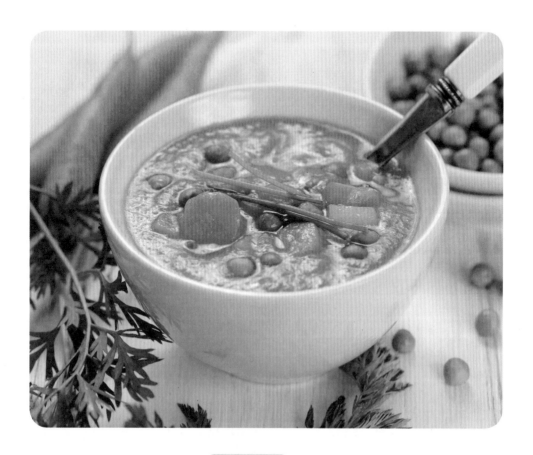

新鲜蔬菜汤

1~3 岁
Day 4

材料

胡萝卜、土豆各 100 克，
豌豆 30 克，淀粉 20 克，
姜末、葱段各 10 克，盐、
鸡粉各少许，橄榄油适量

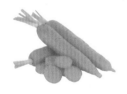

做法

❶ 胡萝卜、土豆去皮切块。

❷ 锅中加入少许橄榄油，爆香姜末，放入胡萝卜、
土豆炒熟，加入清水，放入豌豆，煮 30 分钟。

❸ 加入淀粉，小火煮开，要边煮边搅拌。

❹ 加盐、鸡粉搅匀，盛入碗中，撒上葱段即可。

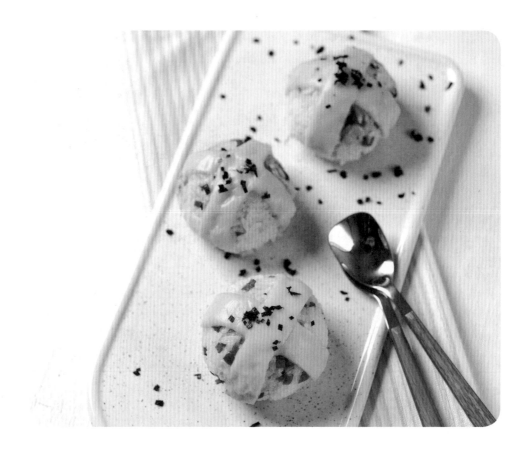

奶酪饭团

1~3岁
Day 4

材料

玉米粒60克，胡萝卜、甜椒各50克，冷米饭90克，海苔10克，蛋黄1个，奶酪20克，食用油适量

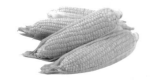

做法

❶ 蛋黄打散，加入奶酪拌匀；胡萝卜、甜椒切丁。

❷ 锅中注入适量清水烧开，倒入洗净的胡萝卜、甜椒、玉米粒，拌匀，煮至变软，捞出待用。

❸ 取一大碗，倒入米饭、胡萝卜丁、甜椒丁、玉米粒，和匀至其有黏性。

❹ 将拌好的米饭制成几个大小均匀的饭团。

❺ 油锅烧热，放入蛋黄煎熟，切成条形，放凉。

❻ 用蛋皮把饭团包裹起来，放入盘中，撒上海苔即可。

鳕鱼茄子

1~3 岁
Day 4

材料

鳕鱼肉 270 克，茄子 100 克，蒜末、葱花各少许，盐 2 克，生抽 4 毫升，生粉 5 克，番茄酱、食用油各适量

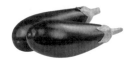

做法

❶ 茄子去皮，切条；鳕鱼切小块。

❷ 煎锅置于火上，倒入食用油，将鳕鱼块倒入生粉中，放入油锅中，煎至焦黄色，盛出；再放入茄子炸熟，捞出。

❸ 用油起锅，放入蒜末、番茄酱，炒匀。

❹ 加入清水、盐、生抽、鳕鱼、茄子，煮至入味。

❺ 盛出菜肴装盘中，撒上葱花即可。

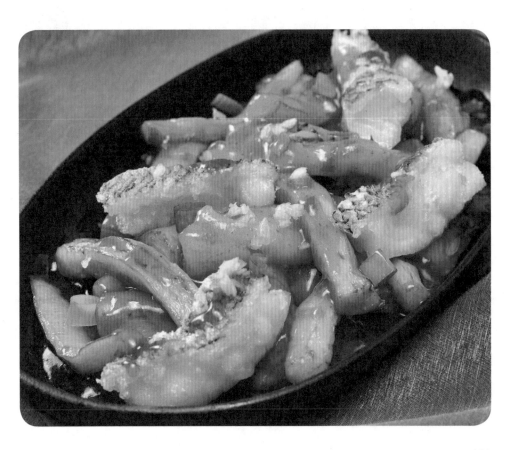

红烧牛肉

材料

牛肉 270 克，土豆 200 克，姜片、芹菜叶各少许，盐、鸡粉各 2 克，料酒 5 毫升，食用油适量

做法

❶ 土豆去皮切块；处理干净的牛肉切块，入沸水锅中，汆去异味，捞出。

❷ 油锅烧热，爆香姜片，倒入牛肉炒匀，加入料酒，炒匀提味。

❸ 加入土豆，注入清水，放盐、鸡粉拌匀，用小火煮 40 分钟至食材入味。

❹ 盛出红烧牛肉，放上芹菜叶即可。

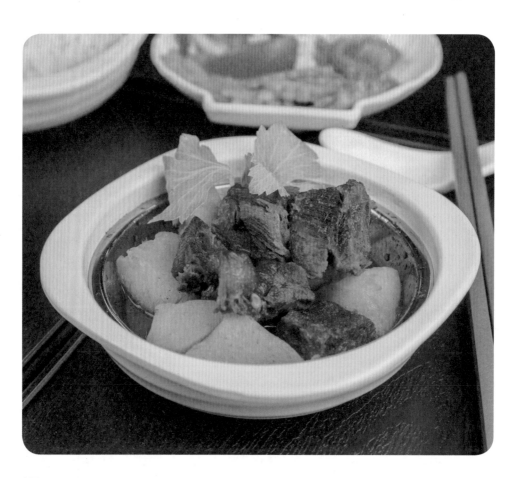

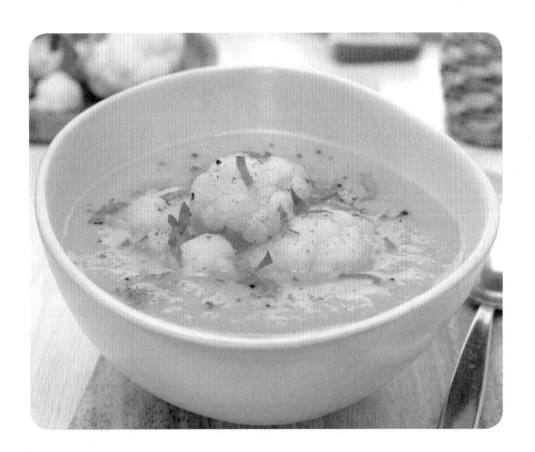

鸡蛋花菜汤

1~3 岁
Day 5

材料

花菜 100 克，鸡蛋 2 个，
淀粉 20 克，香菜 10 克，
胡椒粉、盐、鸡粉各少许，
食用油适量

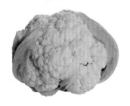

做法

❶ 花菜洗净，切块；鸡蛋打入碗中，搅散。

❷ 油锅烧热，放入鸡蛋炒熟，放入花菜翻炒，加入
清水，烧开后煮 5 分钟。

❸ 加入淀粉，小火煮开，边煮边搅拌。

❹ 加盐、鸡粉、胡椒粉搅匀调味，盛入碗中，撒上
香菜即可。

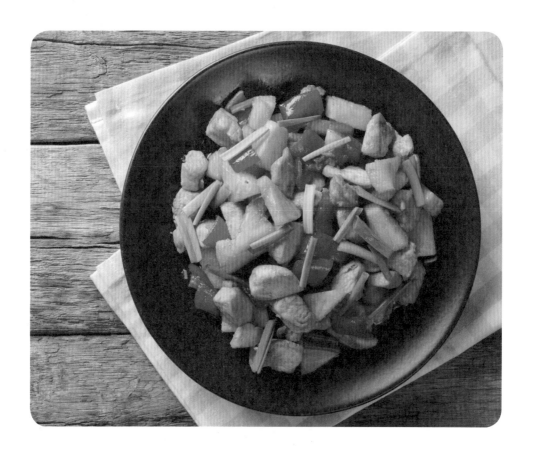

甜椒鸡丁

1~3 岁
Day 5

材料

鸡胸肉 200 克，甜椒 50 克，菠萝肉 130 克，蒜末、葱段各少许，盐 3 克，鸡粉少许，水淀粉 4 毫升，番茄酱 10 克，白糖 10 克，食用油适量

做法

❶ 洗净的甜椒、菠萝肉切小块；洗净的鸡胸肉切丁。

❷ 将鸡肉丁装入碗中，加入盐、鸡粉，淋入水淀粉，拌匀，倒入食用油，腌渍 10 分钟。

❸ 用油起锅，放入蒜末、葱段，倒入鸡肉丁，放入甜椒，炒匀，倒入菠萝肉，炒匀。

❹ 加入番茄酱、盐、白糖，炒匀，盛出炒好的食材，装入盘中即可。

番茄汁蛋包饭

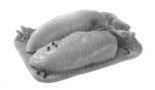

1~3 岁
Day 5

材料

鸡胸肉、洋葱、西红柿各50克,鸡蛋2个,蒜末10克,米饭1碗,番茄酱20克,盐、胡椒粉各少许,淀粉5克,食用油适量

做法

❶ 鸡胸肉切丁;洋葱、西红柿切小块。

❷ 淀粉加水调匀,打入鸡蛋,加盐、胡椒粉搅匀。

❸ 平底锅加热,涂抹薄薄的一层油,再倒入搅好的混合蛋液,转动锅身将蛋液铺满锅面,以中小火煎至定型且边缘可脱离锅面,蛋皮即做好,盛出装盘。

❹ 油锅烧热,爆香蒜末和洋葱,加入鸡肉丁炒拌均匀,再加入西红柿翻炒,加盐、胡椒粉调味,盛出一半装盘。

❺ 锅中加入米饭,加入番茄酱快速翻炒均匀,盛出倒在蛋皮上,翻卷蛋皮,挤上番茄酱即可。

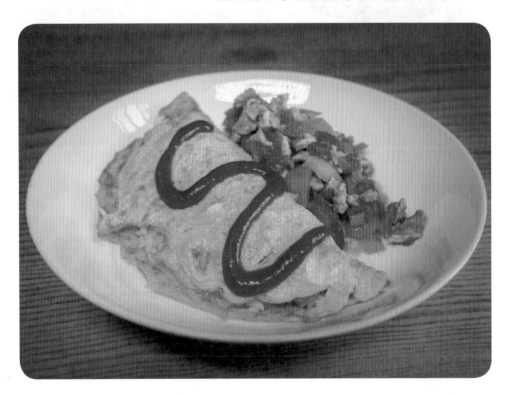

鸡肉炒饭

1~3 岁
Day 6

材料

冷米饭 180 克，鸡肉 80 克，青豆、玉米各 60 克，红甜椒 15 克，葱花、香菜各少许，盐 3 克，鸡粉 2 克，芝麻油、食用油各适量

做法

❶ 洗好的鸡肉、红甜椒切小块。

❷ 用油起锅，倒入鸡肉、红甜椒、玉米、青豆炒匀，再倒入米饭炒散。

❸ 加入盐、鸡粉炒匀调味，淋入芝麻油炒香，盛出炒好的米饭，放上葱花和香菜即可。

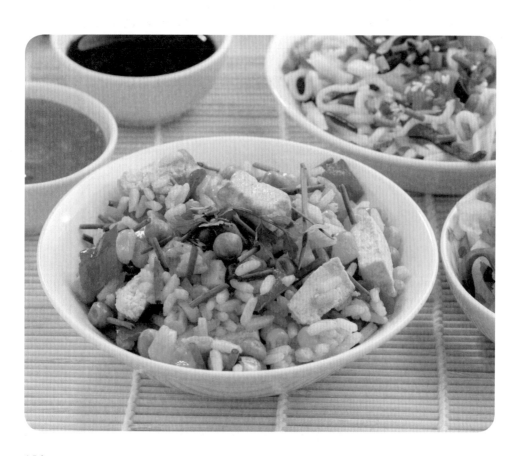

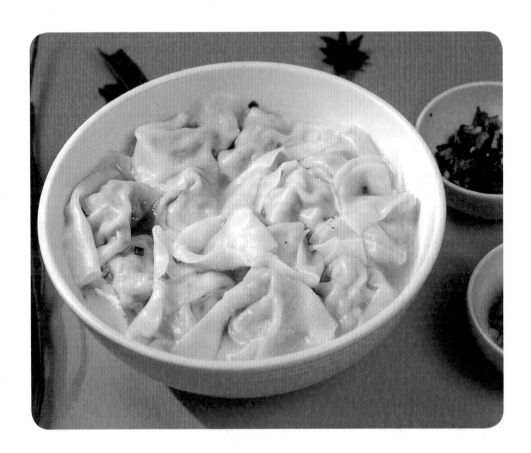

荠菜鲜肉大馄饨

1~3岁
Day 6

材料

荠菜 150 克，猪肉 200 克，鸡蛋 2 个，姜末、葱花各 20 克，馄饨皮、盐、白糖、鸡粉、食用油各适量

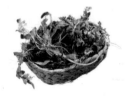

做法

❶ 将荠菜洗净，放入沸水中烫一下，沥干，剁成末。

❷ 猪肉剁碎，拌入姜末、葱花，调入盐、鸡粉、白糖、食用油，打入鸡蛋，搅拌调和成馄饨馅。

❸ 馄饨皮正中搁上适量馅，对折，再折，两头捏在一起成元宝状。

❹ 锅内放清水，水烧开后，将馄饨下锅，用勺背轻轻推动，以防馄饨粘锅底。

❺ 水再开时，加些冷水待馄饨浮起后，再煮片刻即可捞起盛入碗内。

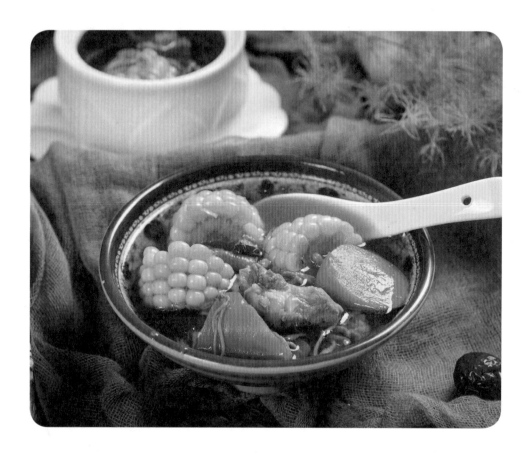

胡萝卜玉米排骨汤

1~3 岁
Day 6

材料

排骨块 350 克，玉米块 170 克，胡萝卜 120 克，虫草花、姜片少许，盐、鸡粉各 3 克

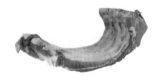

做法

❶ 洗净的胡萝卜切成小块，备用；锅中注水烧开，倒入排骨块余去血水，捞出待用。

❷ 砂锅中注水烧开，倒入排骨块、胡萝卜块、玉米块、虫草花、姜片，烧开后用小火煮约 1 小时。

❸ 放入盐、鸡粉拌匀调味，关火后盛出即可。

奶油蔬菜汤

材料

山药、黄瓜各 80 克，牛
油果 1 个，淡奶油适量，
蒜末、香菜各 10 克，盐、
鸡粉各少许，橄榄油适量

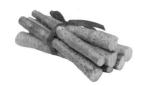

做法

❶ 黄瓜切丁；山药去皮洗净，切丁；牛油果洗净，
切丁。

❷ 锅中加入少许橄榄油，爆香蒜末，放入山
药、黄瓜炒熟，加入清水，煮20 分钟，放入
牛油果。

❸ 加盐、鸡粉、淡奶油搅匀，盛入碗中，撒上
香菜即可。

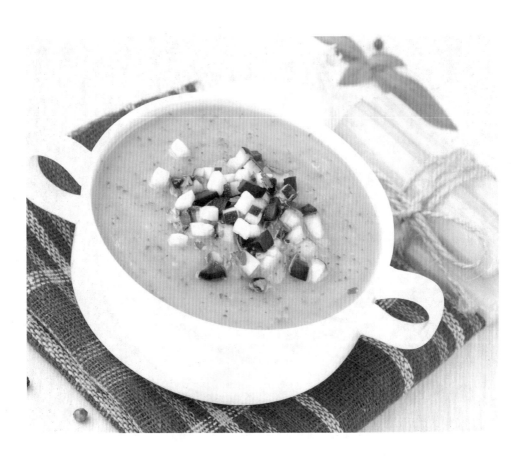

白灼生菜

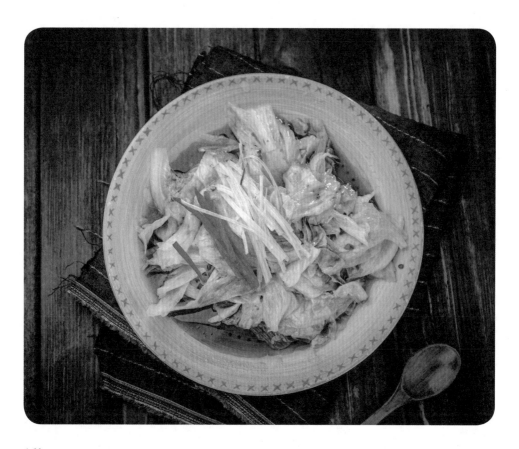

1~3 岁
Day 7

材料

生菜 200 克，蒜末、姜丝
各 10 克，红甜椒 15 克，
蚝油 5 克，生抽 10 毫升，
盐、鸡粉各 3 克，食用油
适量

做法

❶ 红甜椒洗净切丝；准备半碗水，加入蚝油、
生抽、盐、鸡粉搅匀。

❷ 油锅烧热，加入蒜末、姜丝、红甜椒炒香，
加入料汁，小火煮开。

❸ 另起锅，放入生菜煮半分钟，装盘。

❹ 将料汁浇在生菜上即可。

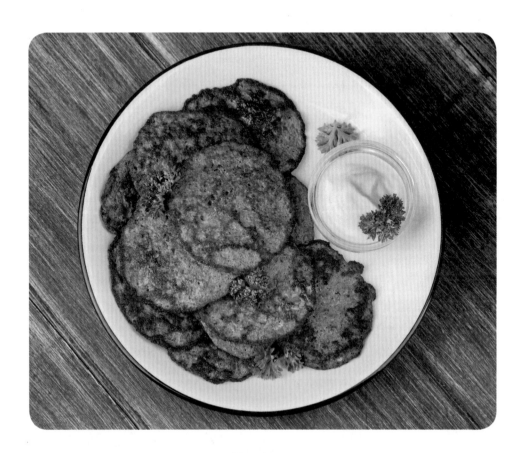

鸡肝饼

1~3岁
Day 7

材料

面粉 350 克，鸡肝 100 克，盐 2 克，食用油适量

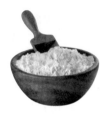

做法

❶ 洗净的鸡肝切块。

❷ 锅中注入清水烧开，放入鸡肝煮熟，捞出，剁成泥状。

❸ 将面粉装入碗中，加入鸡肝、盐、食用油，加清水拌匀。

❹ 煎锅注油，一勺一勺地放入面糊，摊成饼状，煎至焦黄色，取出装入盘中即可。

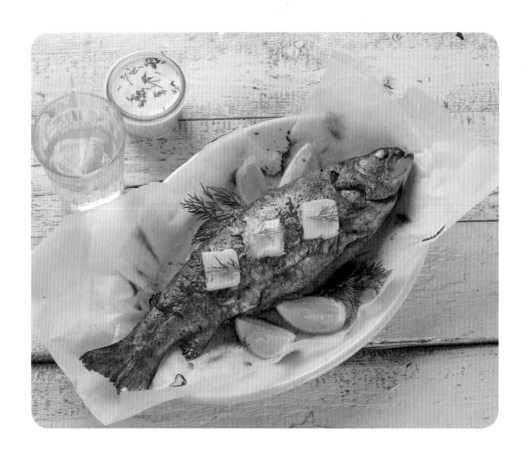

橙汁烤鱼

1~3岁
Day 7

材料

橙子1个，鲈鱼1条，盐2克，姜片15克，食用油适量

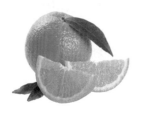

做法

❶ 橙子切块；鲈鱼冲洗干净，加盐、几片橙子腌渍20分钟。

❷ 擦干鱼肚内和表面的水分，平底锅内涂薄薄一层油，鱼入锅，两面各煎2分钟。

❸ 在烤盘中垫入锡纸，将橙子均匀铺入，放上鱼和姜片，包严实。

❹ 将烤箱预热至200℃，置中层，烤18分钟左右，取出即可。

茉莉花炒蛋

1~3 岁
Day 7

材料

茉莉花 100 克，鸭蛋 2 个，红甜椒、蒜末各 10 克，盐 3 克，食用油适量

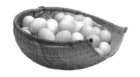

做法

❶ 洗净的茉莉花拣去杂质，放入开水锅中煮半分钟，捞出沥干水分；鸭蛋打入碗内，打散；红甜椒切小块。

❷ 热锅注油烧热，倒入鸭蛋液炒熟，盛入盘中待用。

❸ 锅底留油，倒入蒜末、红甜椒爆香，倒入茉莉花炒散，倒入鸭蛋炒匀，加盐，迅速翻炒入味。

❹ 关火后，将炒好的食材盛入盘中即可。

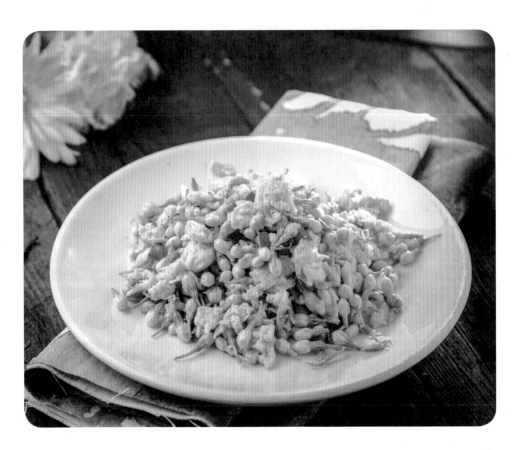

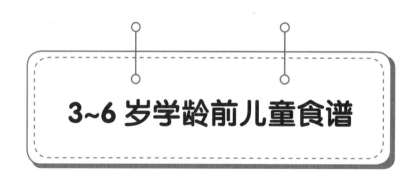

3~6 岁学龄前儿童食谱

　　3~6岁正是孩子生长发育的重要时期，对各种营养物质的需求相对比较多，尤其是钙、锌、铁、维生素等，比成人需要更多，平时可多吃些含钙、锌、铁较多的食物，如鸡蛋、鱼、排骨、牛肉、海带、木耳、紫菜等。这一时期，孩子的脾胃相对较弱，平时饮食要有一定的规律，可以少食多餐，饭后可适当吃些新鲜蔬菜水果，既可促进消化，还能促进钙、铁、锌的吸收。

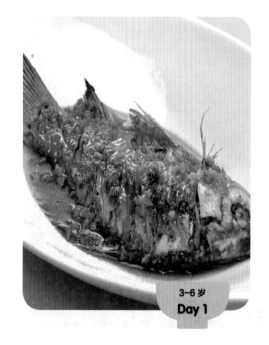

3~6岁
Day 1

黄豆酱烧鲫鱼

材料

鲫鱼1条，姜末、葱花各少许，盐2克，黄豆酱10克，生粉、食用油各适量

做法

❶ 鲫鱼两面切上网格花刀，加盐、生粉，腌渍10分钟。

❷ 用油起锅，放入鲫鱼煎至断生，捞出。

❸ 锅底留油烧热，倒入姜末、葱花，爆香；放入黄豆酱，炒出香味。

❹ 注入清水，放入鲫鱼，盖上盖子，煮开后用小火焖10分钟，盛出即可。

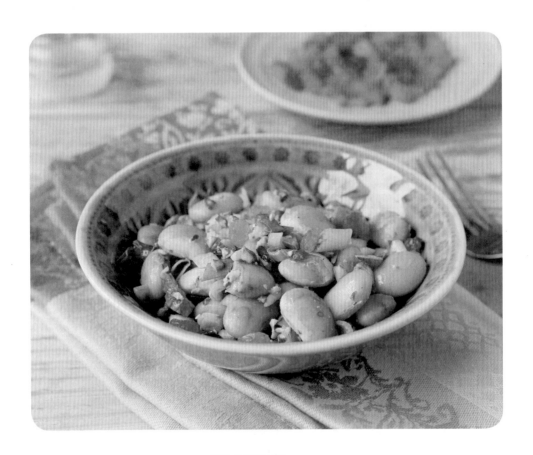

拌蚕豆

3~6岁
Day 1

材料

蚕豆400 克，核桃仁20
克，葱 花、蒜 末 各10
克，盐1 克，生抽、陈
醋各5 毫升

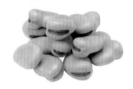

做法

❶ 锅内注水，加盐，倒入蚕豆、核桃仁，加盖，大
　火煮开后转小火煮30 分钟，捞出食材，装碗待用。

❷ 另起锅，倒入葱花、蒜末，爆香。

❸ 加入生抽、陈醋，炒匀，制成酱汁。

❹ 关火后将酱汁倒入蚕豆和核桃仁中，拌匀，装盘
　即可。

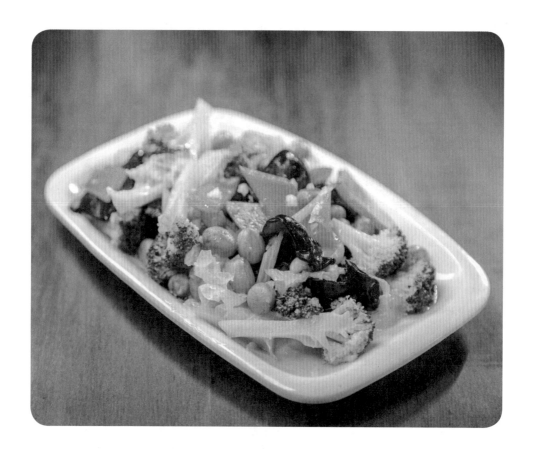

家常凉菜

3~6 岁
Day 1

材料

水发木耳100克，胡萝
卜、西蓝花各60克，熟
花生米10克，盐3克，芝
麻油5毫升，凉拌醋10毫
升，食用油少许

做法

❶ 将洗好的木耳撕小朵；胡萝卜切片；西蓝花切
小朵。

❷ 锅中注入适量清水烧开，加入少许盐、食用油，
倒入木耳、胡萝卜、西蓝花，煮至食材断生后捞
出，沥干水分，待用。

❸ 把木耳、胡萝卜、西蓝花装入碗中，加入熟花生
米、盐、凉拌醋、芝麻油，搅拌至食材入味，装
盘即可。

南瓜玉米鸡汤

材料

鸡腿500克，玉米块200克，南瓜120克，土豆80克，姜片少许，盐、鸡粉各3克

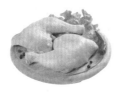

做法

❶ 洗净的南瓜、土豆去皮，切块；鸡腿切块。

❷ 锅中注水烧开，倒入鸡肉块氽去血水，捞出待用。

❸ 砂锅中注水烧开，倒入鸡肉块、玉米块、姜片，烧开后用小火煮约30分钟。

❹ 放入南瓜、土豆，再煮20分钟。

❺ 放入盐、鸡粉拌匀调味，关火后盛出即可。

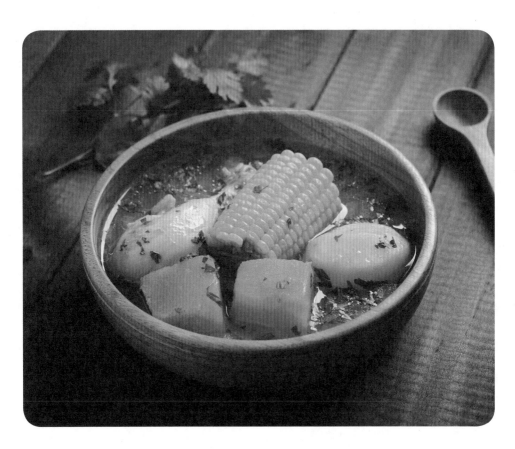

鲜鱼奶酪煎饼

3~6 岁
Day 2

材料

面粉 350 克，鱼肉 80 克，
西蓝花 50 克，奶酪 30 克，
葱花少许，盐 2 克，食用
油适量

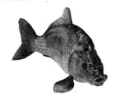

做法

❶ 洗净的鱼肉剁碎。

❷ 锅中注入清水烧开，放入西蓝花，煮半分钟
至断生，把西蓝花捞出，沥干水分，剁碎。

❸ 将面粉装入碗中，加入鱼肉、西蓝花、葱花、
盐、奶酪、清水、食用油，拌成面糊。

❹ 煎锅注油，放入面糊，摊成饼状，煎至焦黄色，
把煎好的饼取出，切小块，将煎饼装入盘中
即可。

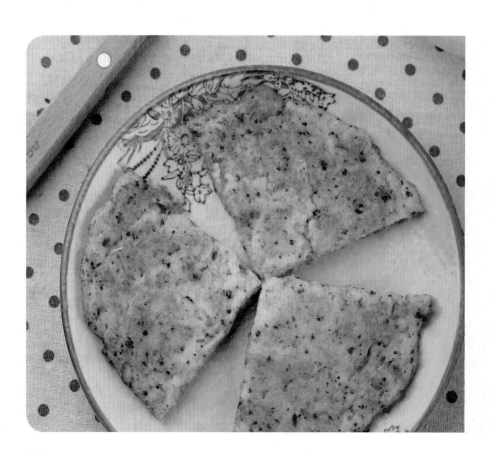

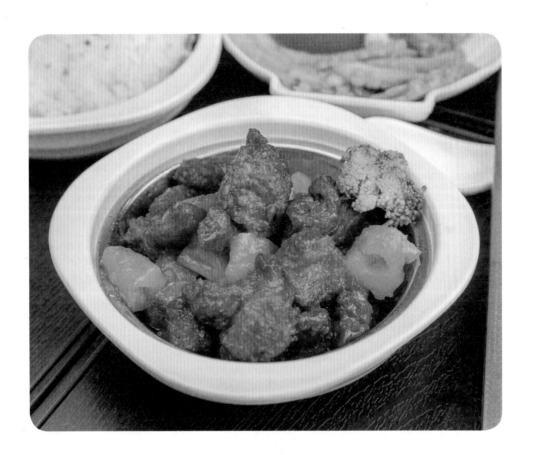

菠萝咕噜肉

3~6 岁
Day 2

材料

猪瘦肉 200 克，菠萝肉 180 克，西蓝花 50 克，姜片、蒜末、葱段各少许，盐、鸡粉、蚝油、生抽、水淀粉、食用油各适量

做法

❶ 将菠萝肉切成块；洗净的西蓝花切小朵；洗好的猪瘦肉切小块，加生抽、盐、鸡粉、水淀粉，拌匀上浆，倒入食用油，腌渍入味。

❷ 锅中注水烧开，加入食用油、菠萝块、西蓝花，煮约半分钟，捞出。

❸ 油爆姜片、蒜末、葱段，倒入猪瘦肉，倒入焯煮好的食材，快速翻炒几下。

❹ 加入蚝油、生抽、盐、鸡粉，炒至食材入味，倒入水淀粉勾芡即成。

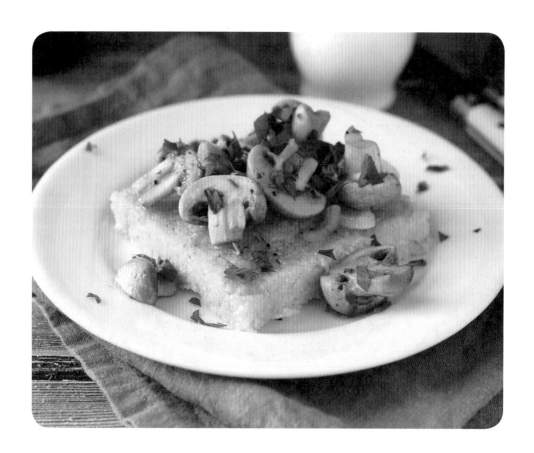

美味玉米饼配蘑菇

3~6 岁
Day 2

材料

玉米饼：鸡蛋 1 个，牛奶 100 毫升，玉米粉 150 克，面粉 120 克，泡打粉、酵母各少许，白糖、食用油各适量

炒蘑菇：蘑菇 100 克，香菜 5 克，盐、鸡粉各 2 克，食用油适量

做法

❶ 蘑菇洗净，对半切开，放入油锅中炒熟，加盐、鸡粉、香菜调味，盛出装盘。

❷ 将玉米粉、面粉放入大碗中，再倒入泡打粉、酵母、白糖、鸡蛋、牛奶、清水，搅拌均匀，静置约 30 分钟，注入少许食用油，拌匀，备用。

❸ 煎锅置于火上，刷上少许油烧热，转小火，将面糊做成数个小圆饼放入煎锅中，转中火煎出香味，晃动煎锅，翻转小面饼，用小火煎至两面熟透，关火后盛出，装入盘中即可。

蔬菜炒肉

3~6岁
Day 3

材料

荷兰豆100克，猪瘦肉200克，土豆、洋葱各50克，蒜末、红甜椒各少许，盐4克，鸡粉2克，水淀粉8毫升，食用油适量

做法

❶ 洗好的荷兰豆切成小块；土豆去皮，切小块；洋葱、红甜椒切块。

❷ 洗净的猪瘦肉切成小块，加入少许盐、鸡粉、水淀粉拌匀腌渍。

❸ 用油起锅，倒入猪瘦肉，快速翻炒至变色，放入蒜末、红甜椒，翻炒出香味。

❹ 倒入荷兰豆、土豆、洋葱，炒匀，加入适量盐、鸡粉，炒匀调味。

❺ 倒入水淀粉，快速翻炒均匀，关火后盛出即可。

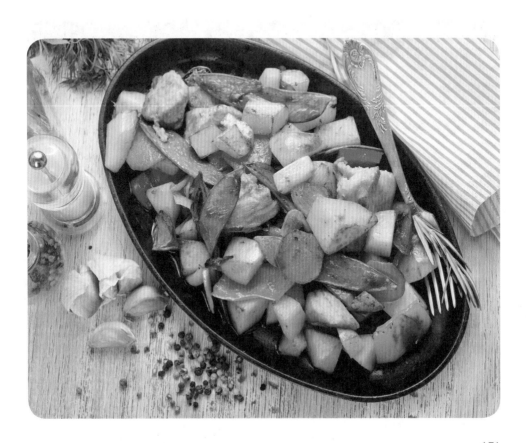

石屏薄豆腐皮

3~6 岁
Day 3

材料

豆腐皮90克，蒜末少许，干辣椒、薄荷各15克，白芝麻、盐各2克，橄榄油10毫升，陈醋8毫升，白糖3克，食用油少许

做法

❶ 锅中注入清水烧开，加入盐、食用油、豆腐皮，煮约半分钟。

❷ 捞出豆腐皮，沥干水分，装入碗中，加入干辣椒、薄荷、白芝麻、蒜末、盐、白糖、橄榄油、陈醋，拌匀。

❸ 将拌好的食材装入盘中即可。

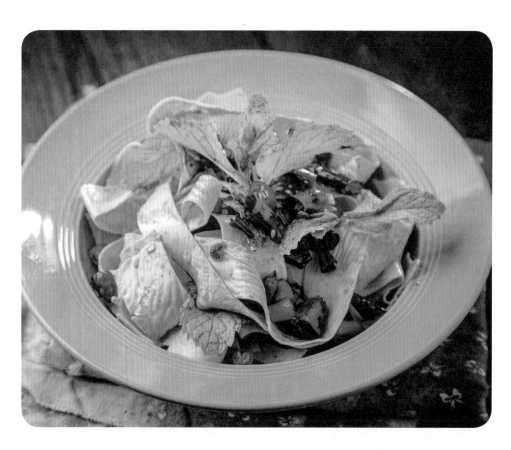

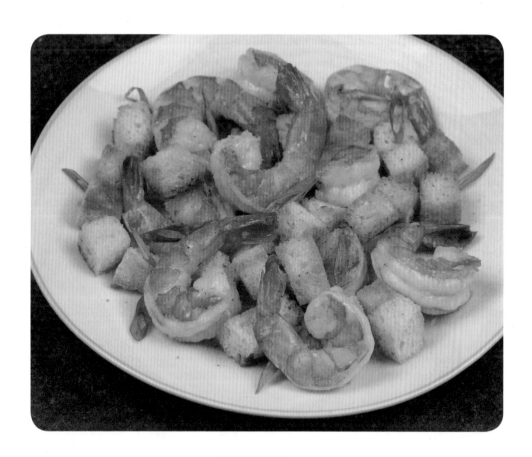

脆皮面包虾

3~6 岁
Day 3

材料

虾仁、面包各 200 克，葱花少许，盐 2 克，食用油适量

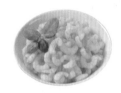

做法

❶ 虾仁洗净，去除头和虾线，加盐腌渍片刻；面包切小块。

❷ 油锅烧热，放入面包块炸脆，捞出装盘。

❸ 锅底留油，放入虾仁炒熟，放葱花调味。

❹ 盛出，和面包块放在一起即可。

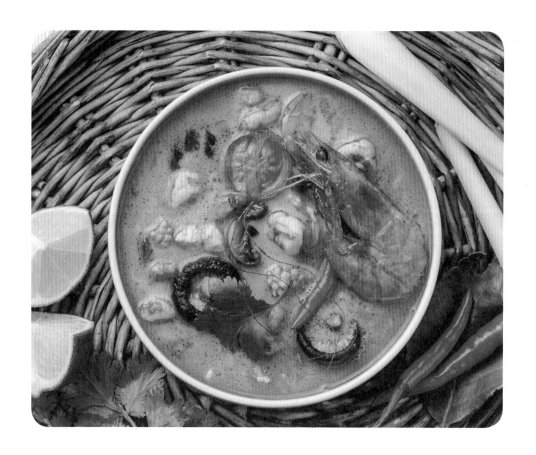

海鲜蘑菇汤

3~6 岁
Day 4

材料

虾 150 克，鱿鱼 100 克，
香菇 80 克，淀粉 20 克，
蒜末、香菜各 10 克，盐、
鸡粉各少许，橄榄油少许

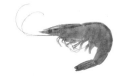

做法

❶ 虾洗净，去除虾线；鱿鱼洗净，切花刀；香菇洗净，切块。

❷ 锅中加入少许橄榄油，爆香蒜末，放入鱿鱼、香菇炒熟，加入清水，煮 20 分钟。

❸ 倒入虾煮熟，放入淀粉，小火煮开，要边煮边搅拌。

❹ 加盐、鸡粉搅匀，盛入碗中，撒上香菜即可。

黑椒牛肉粒

3~6 岁
Day 4

材料

牛肉200 克，胡萝卜80 克，红甜椒、蒜瓣各少许，盐、白糖各2 克，胡椒粉3 克，生抽、水淀粉、料酒各5 毫升，食用油适量

做法

❶ 洗净的胡萝卜切小块；牛肉切块，装碗，加入少许盐、料酒、水淀粉、食用油拌匀腌渍。

❷ 用油起锅，倒入牛肉翻炒约 2 分钟至转色，盛出装盘。

❸ 另起锅注油，倒入红甜椒、蒜瓣爆香，放入胡萝卜炒熟，加入料酒，炒匀，倒入牛肉，加入胡椒粉、生抽、白糖，炒匀至入味，盛出即可。

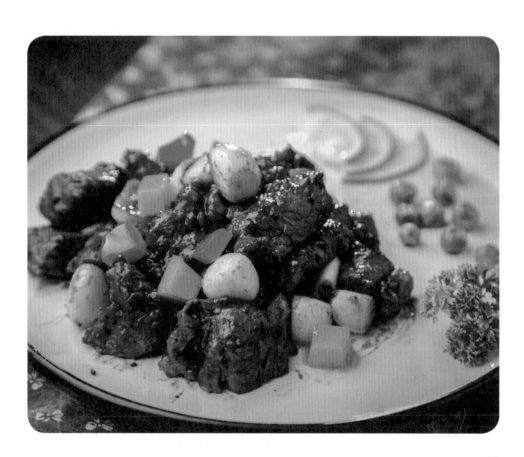

豆腐干炒韭菜

3~6 岁
Day 4

材料

韭菜 220 克，豆腐干 100
克，蒜末少许，盐 3 克，
鸡粉 2 克，生抽 4 毫升，
食用油适量

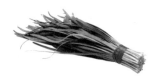

做法

❶ 洗净的豆腐干切成条；择洗好的韭菜切成段。

❷ 锅中注油烧热，倒入豆腐干，滑油至金黄色，
   捞出，沥干油分。

❸ 油锅烧热，爆香蒜末，倒入韭菜炒软，加入
   豆腐干，放入盐、鸡粉、生抽，翻炒调味即可。

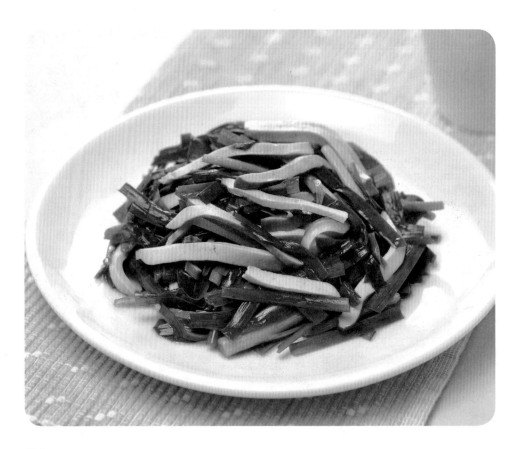

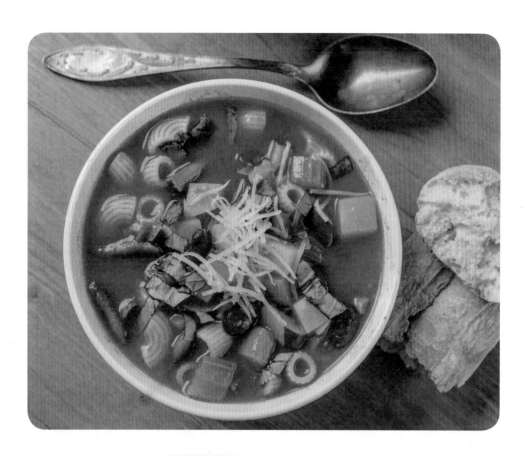

蔬菜通心粉

3~6岁
Day 4

材料

通心粉85克，土豆、胡萝卜各60克，西芹、洋葱各20克，熟红腰豆30克，青甜椒10克，盐3克，鸡粉2克，番茄酱适量，食用油适量

做法

❶ 洗净的洋葱切小块；土豆、胡萝卜去皮，切块；西芹叶子切碎，柄切小段；青甜椒切段。

❷ 锅中注入适量清水烧开，淋入适量食用油，加入盐、鸡粉，略煮片刻，倒入备好的通心粉，搅匀，盖上盖子，用中火煮约3分钟至其断生。

❸ 倒入洋葱、土豆、胡萝卜、西芹柄、青甜椒，搅拌匀。

❹ 加入番茄酱，拌匀，煮约2分钟至食材入味。

❺ 关火后盛出煮好的食材，装入碗中，撒上熟红腰豆和西芹叶即可。

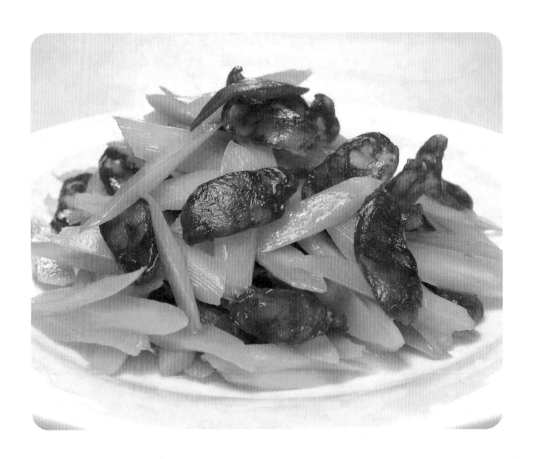

腊肠炒莴笋

3~6岁
Day 5

材料

腊肠150克，莴笋180克，盐3克，鸡粉2克，生抽、食用油各适量

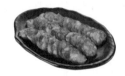

做法

❶ 腊肠切片；莴笋去皮，切片。

❷ 锅中注水烧开，加食用油、盐，倒入莴笋，煮至断生，捞出。

❸ 用油起锅，放入腊肠，炒香；倒入莴笋，翻炒匀。

❹ 加盐、鸡粉、生抽，炒匀调味即可。

豆腐海带汤

材料

豆腐块 180 克，海带结
150 克，姜丝少许，盐、
鸡粉各 2 克，食用油适量

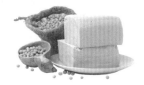

做法

❶ 油锅烧热，倒入豆腐稍炸，注入适量清水
煮开。

❷ 倒入海带结、姜丝，大火煮沸后转小火煮
15 分钟。

❸ 加入盐、鸡粉调味，盛出即可。

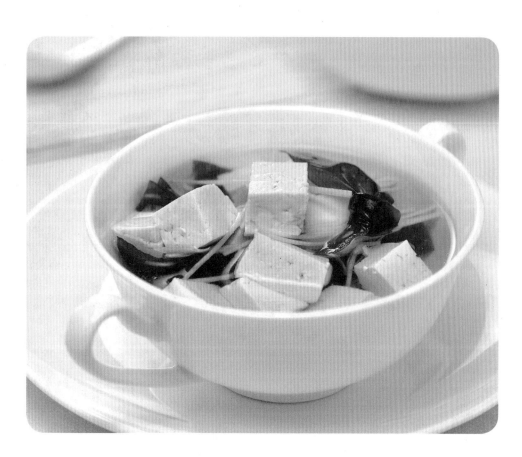

蒜蓉烤生蚝

3~6岁
Day 5

材料

生蚝 10 个，粉丝 100 克，
蒜末 20 克，红甜椒 10 克，
柠檬 1 个，鸡粉、盐各 2 克，
食用油适量

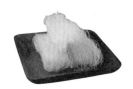

做法

❶ 生蚝洗净；粉丝泡软；红甜椒切丁；粉丝放
在生蚝上。

❷ 油锅烧热，放入蒜末、红甜椒丁、鸡粉、盐，
混合在一起，挤入几滴柠檬汁，浇在生蚝上。

❸ 将生蚝放在烤架上烤熟即可。

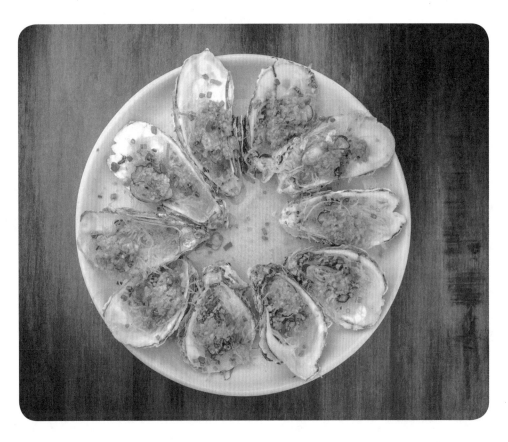

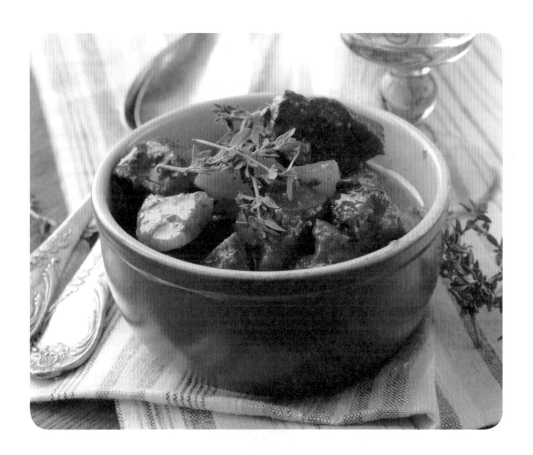

香草烩牛肉

3~6 岁
Day 5

材料

牛肉 135 克，胡萝卜 180 克，香草 10 克，姜片、蒜末、葱段各少许，盐 3 克，生抽 4 毫升，水淀粉、食用油各适量

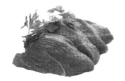

做法

❶ 胡萝卜去皮切块；牛肉洗净切块，放生抽、盐、水淀粉、食用油腌渍，约 10 分钟至入味。

❷ 油锅烧至四成热，倒入牛肉滑油至变色后捞出。

❸ 用油起锅，放入姜片、蒜末、葱段爆香，倒入胡萝卜翻炒。

❹ 注入适量清水，翻炒至食材熟软，放入牛肉，煮 30 分钟。

❺ 加生抽、盐调味，盛出装盘，放入香草即可。

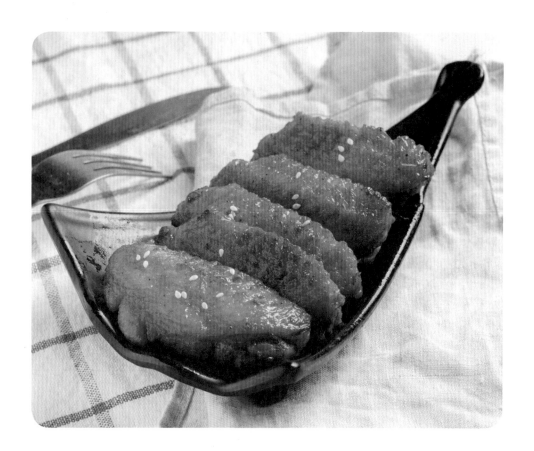

红烧鸡翅

3~6岁
Day 6

材料

鸡翅 220 克，姜片、
蒜末、葱段各少许，
盐 2 克，鸡粉 3 克，
生抽 2 毫升，水淀粉、
老抽、食用油各适量

做法

❶ 将洗净的鸡翅装入碗中，放入盐、鸡粉、生抽、
水淀粉，抓匀，腌渍 15 分钟至入味。

❷ 用油起锅，放入姜片、蒜末、葱段，爆香，加入
鸡翅、盐、鸡粉，炒匀。

❸ 放入清水、老抽，炒匀，焖 20 分钟至食材熟透，
倒入水淀粉勾芡。

❹ 将锅中的材料盛出，装入盘中即可。

豆腐酿肉

3~6 岁
Day 6

材料

猪肉末150 克，油豆腐200
克，葱花少许，鸡粉2 克，
盐少许，生抽3 毫升，生粉
3 克，水淀粉适量

做法

❶ 油豆腐内掏空，做成豆腐盅，装入盘中。

❷ 在猪肉末中加入鸡粉、盐、生抽、水淀粉，拌匀，
腌渍片刻。

❸ 在豆腐盅内抹上生粉，放入猪肉末。

❹ 蒸锅注水烧开，放入食材，蒸 10 分钟至熟，
取出蒸好的食材，撒上葱花即可。

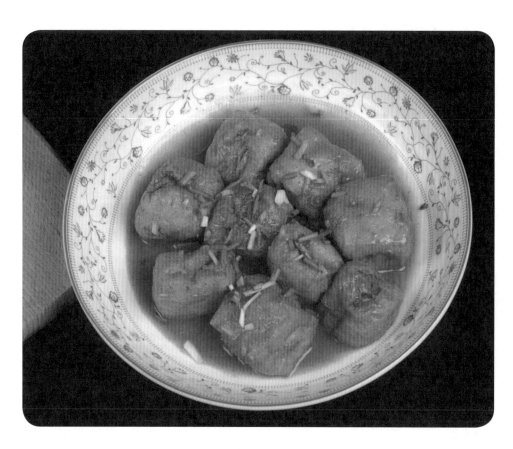

鲜虾粥

材料

虾200 克，大米100 克，
胡萝卜50 克，葱花、姜
丝、盐各适量

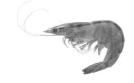

做法

❶ 虾洗净，去除虾线；胡萝卜洗净切丝。

❷ 将米淘洗干净，放入锅里煮成粥。

❸ 放入清理好的虾、胡萝卜丝、姜丝，煮10
分钟。

❹ 揭开锅，放入盐调味，改小火煮 5 分钟。

❺ 出锅后撒上葱花即可。

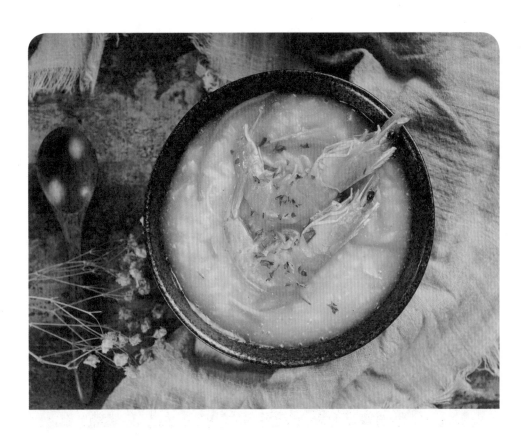

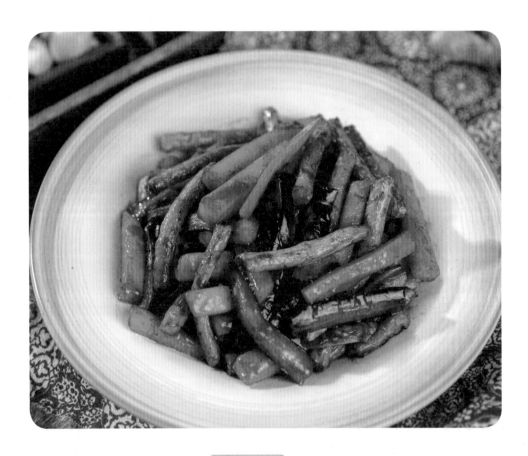

地三鲜

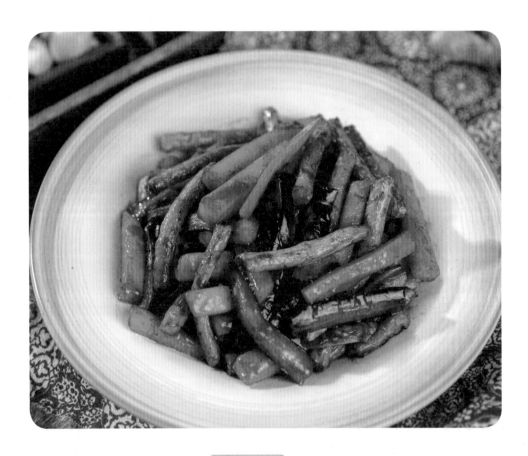

3~6 岁
Day 6

材料

茄子 150 克，豆角 100 克，胡萝卜 80 克，土豆 30 克，花椒、蒜末各少许，盐 2 克，白糖、鸡粉各 3 克，水淀粉、食用油各适量

做法

❶ 茄子、胡萝卜切条；豆角切段。

❷ 热锅注油，烧至三四成热，倒入茄子，中小火略炸；放入胡萝卜、豆角、土豆，炸出香味，一起捞出，沥干油。

❸ 用油起锅，下入花椒、蒜末，爆香；倒入炸过的食材，炒出水分。

❹ 加盐、白糖、鸡粉，炒匀调味；淋入水淀粉勾芡即可。

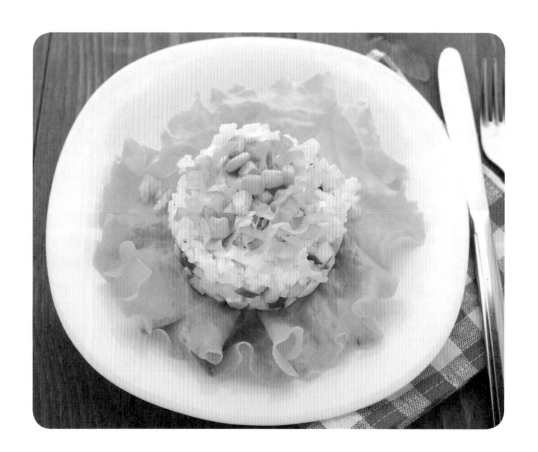

蛋黄酱蟹肉沙拉

3~6 岁
Day 7

材料

冻蟹肉 100 克，玉米粒 80 克，红甜椒、青甜椒各 30 克，黄瓜 40 克，生菜叶 2 片，蛋黄酱 10 克

做法

❶ 蟹肉解冻，待用；红甜椒、青甜椒切丁；黄瓜切丁。

❷ 锅中烧开水，倒入蟹肉煮熟，捞出；倒入玉米粒、红甜椒、青甜椒、黄瓜煮熟，捞出，将所有煮熟的食材装碗，倒入蛋黄酱拌匀。

❸ 生菜叶铺在盘子中，放上拌好的食材摆盘即可。

蔬菜炒鸡丁

3~6 岁
Day 7

材料

鸡胸肉270克，胡萝卜180克，黄瓜100克，熟花生米30克，干辣椒、蒜末、葱段各少许，盐3克，鸡粉1克，白糖3克，番茄酱7克，水淀粉、食用油各适量

做法

❶ 洗好的黄瓜、胡萝卜切丁；洗好的鸡胸肉切丁。

❷ 鸡肉丁中加盐、鸡粉、水淀粉、食用油，腌渍入味。

❸ 锅中注水烧开，加食用油、盐、胡萝卜，焯煮至断生捞出。

❹ 用油起锅，倒入干辣椒爆香，倒入鸡肉丁炒至变色，放入蒜末、葱段、胡萝卜、黄瓜炒软。

❺ 加入熟花生米、番茄酱、白糖、盐，炒匀调味，倒入水淀粉炒入味即可。

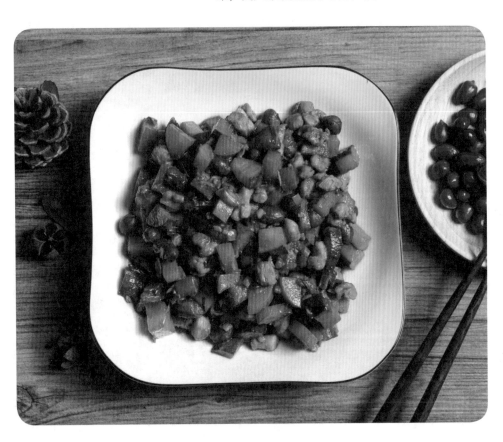

青椒炒猪血

3~6 岁
Day 7

材料

猪血 200 克，青甜椒 100
克，料酒、生抽各 10 毫升，
蒜末 10 克，盐、鸡粉各
2 克，食用油适量

做法

❶ 猪血洗净，切片，放入开水锅中煮变色后捞出；
青甜椒切块。

❷ 油锅烧热，放入蒜末爆香，倒入青甜椒炒匀，再
倒入猪血，淋入料酒和生抽，炒匀入味。

❸ 加盐、鸡粉调味，盛出装盘即可。

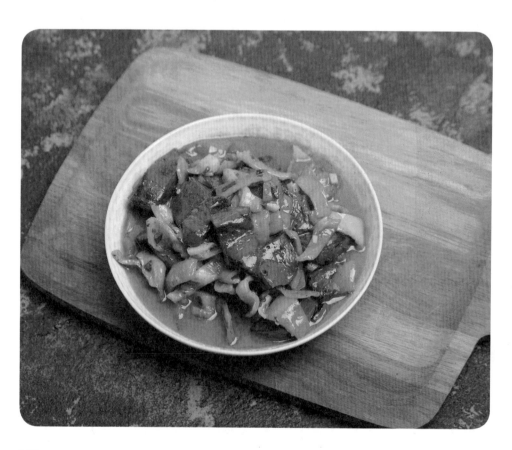

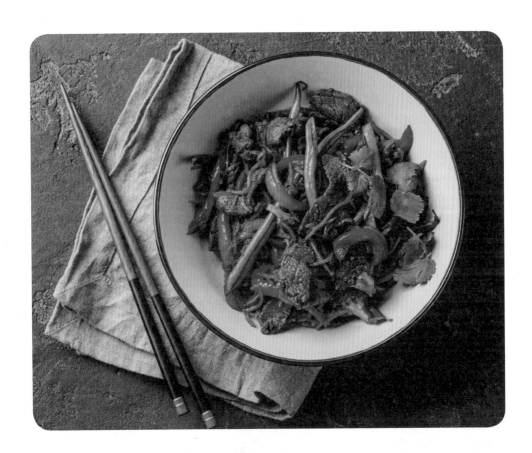

蔬菜炒牛肉

3~6 岁
Day 7

材料

牛肉 200 克，四季豆、西蓝花、胡萝卜各 50 克，红甜椒 20 克，香菜 10 克，姜片、蒜末、葱段各少许，盐 3 克，生抽 4 毫升，水淀粉、食用油各适量

做法

❶ 胡萝卜去皮切细丝；四季豆洗净切小段；西蓝花切小朵；红甜椒切条；牛肉洗净切片，放生抽、盐、水淀粉、食用油腌渍约 10 分钟至入味。

❷ 油锅烧至四成热，倒入牛肉滑油至变色后捞出。

❸ 用油起锅，放入姜片、蒜末、葱段、红甜椒爆香，倒入四季豆、胡萝卜、西蓝花炒熟。

❹ 放入牛肉翻炒，加生抽、盐调味。

❺ 盛出装盘，放入香菜即可。

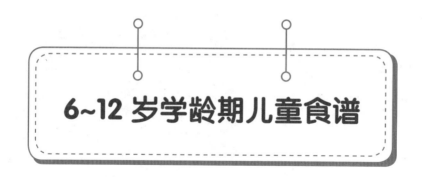

6~12 岁学龄期儿童食谱

这一时期孩子的饮食和成人差不多了。6 岁左右孩子就开始换牙了，要注意钙与其他矿物质的补充，可继续在早餐及睡前让孩子喝牛奶。在不影响营养摄入的前提下，可以让孩子有挑选食物的自由。此外，这一时期要继续培养孩子形成良好的饮食习惯，讲究饮食卫生，与成人同餐时不需要家长照顾等好习惯。此阶段，如饮食安排不当易患如缺铁性贫血、锌缺乏症、维生素 A 缺乏症、营养不良及肥胖症等营养性疾病。

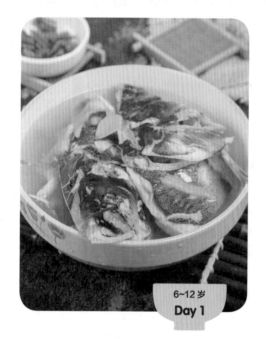

6~12 岁
Day 1

鱼头汤

材料

鲢鱼头 400 克，姜片、葱花、葱段各少许，盐、鸡粉各 2 克，水淀粉 4 毫升，食用油适量

做法

❶ 将处理干净的鲢鱼头洗净，切开。

❷ 锅中注水烧开，加入盐、鸡粉，倒入姜片、葱段，加入适量食用油，搅拌均匀，放入鱼头，煮至熟透，撇去浮沫，加入水淀粉煮开。

❸ 把煮好的汤料盛出，撒上葱花即可。

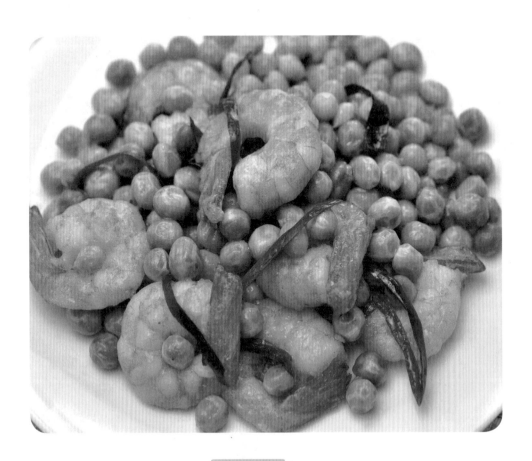

虾仁炒豌豆

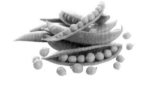

6~12岁
Day 1

材料

豌豆 150 克，虾仁 70 克，蒜末少许，干辣椒少许，盐 3 克，鸡粉 1 克，食用油适量

做法

❶ 虾仁去虾线，装碗，加盐腌渍 15 分钟。

❷ 沸水锅中加食用油、盐，倒入豌豆，煮至断生，捞出。

❸ 用油起锅，倒入干辣椒爆香，倒入虾仁，炒至转色；放入蒜末，炒香。

❹ 倒入豌豆，翻炒至熟软；加盐、鸡粉，炒匀调味即可。

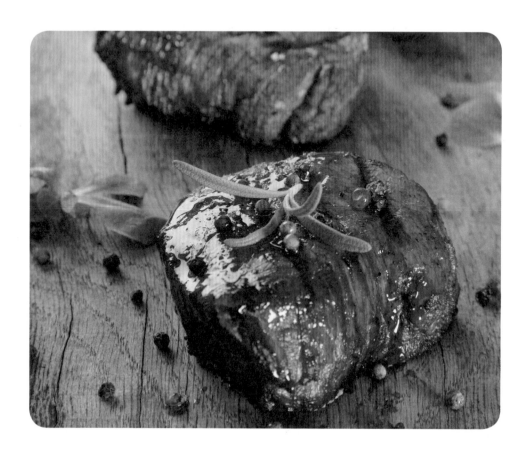

美味牛排

6~12岁
Day 1

材料

牛排300克，胡椒10克，蒜片5克，盐、淀粉各3克，白糖6克，老抽5克，味精1克，高汤30克，食用油适量

做法

❶ 牛排洗净，切块，加入盐、淀粉腌渍。

❷ 锅中油烧热，倒入牛排煎至八成熟后，捞出控油。

❸ 锅中留油烧热，放入胡椒、蒜片、牛排，加入高汤，煮至牛排熟透。

❹ 加入白糖、老抽、味精调味，收汁即可。

白灼菜心

材料

菜心 200 克，蒜末、葱丝、红甜椒各 10 克，蚝油 5 克，生抽 10 毫升，盐、鸡粉各 3 克，食用油适量

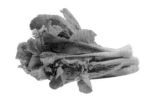

做法

❶ 红甜椒洗净切丝；准备半碗水，加入蚝油、生抽、盐、鸡粉搅匀。

❷ 油锅烧热，加入蒜末炒香，加入料汁，小火煮开。

❸ 另起锅，放入菜心煮半分钟，装盘，放上葱丝、红甜椒。

❹ 将料汁浇在菜心上即可。

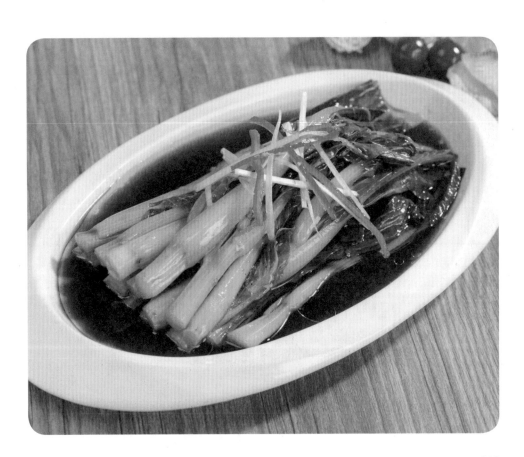

牛腩粉

6~12岁
Day 2

材料

卤牛肉60克,米粉400克,
蒜片、葱花、黄豆酱各少
许，盐2克，鸡粉3克，
生抽、食用油各适量

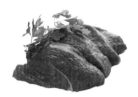

做法

❶ 锅中注水烧开，倒入米粉，稍煮片刻至熟软，
盛出装入碗中备用。

❷ 牛肉切片，放在米粉中。

❸ 用油起锅，倒入蒜片炸香，倒入黄豆酱炒散，
加清水，调入盐、鸡粉、生抽，拌匀，稍煮
片刻至其入味。

❹ 关火，将煮好的汤料浇入装有米粉的碗中，
放上葱花即可。

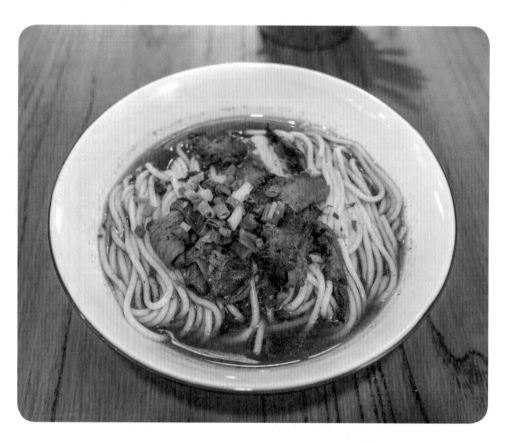

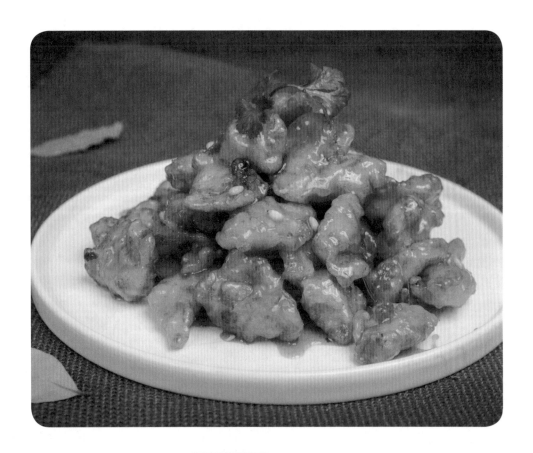

熘肉段

6~12 岁
Day 2

材料

猪里脊肉 300 克，白芝麻少许，水淀粉 100 克，葱末、姜末、蒜末、香菜、酱油、盐、香油各适量，白糖 20 克，醋 20 毫升，食用油适量

做法

❶ 把猪里脊肉切成 3 毫米厚的片，加盐、水淀粉抓匀。

❷ 油锅烧至七成热时，逐片下入挂好淀粉的里脊肉片，炸至 3 分钟左右，外表变得脆硬时捞出。

❸ 待油温上升至八成热，再下入肉片复炸，肉炸脆时捞出。

❹ 把白糖、醋、酱油、香油调匀。

❺ 锅留底油，放葱末、姜末、蒜末炒香，放入炸好的肉片，烹入糖醋汁，撒上白芝麻，翻炒均匀。

❻ 出锅装盘，撒上香菜即可。

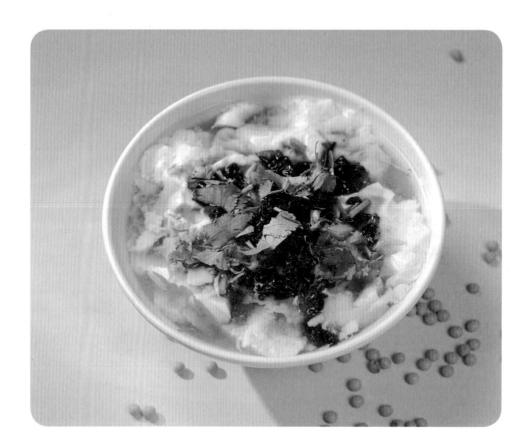

鲜香豆花

6~12岁
Day 2

材料

内酯豆腐150克,鲜香菇、水发木耳各20克,生抽15毫升,水淀粉30克,香菜、食用油各适量

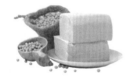

做法

❶ 将内酯豆腐用小勺盛入小碗中,放入蒸锅中蒸制10分钟。

❷ 将木耳、鲜香菇洗净,去蒂,切碎。

❸ 锅中倒油,中火加热,放入香菇碎和木耳碎,翻炒片刻,调入生抽,再加入半小碗水。

❹ 烧开后,将水淀粉倒入锅中,再次烧开。

❺ 盛出倒在蒸好的豆腐上,撒上香菜即可。

炒秋葵

材料

秋葵250 克，红椒10 克，
蒜末10 克，盐2 克，鸡粉
1 克，食用油适量

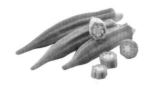

做法

❶ 洗净的红椒切段；洗好的秋葵斜刀切片。

❷ 锅中注水烧开，加入油、盐拌匀，倒入红椒、
秋葵拌匀，焯煮约 2 分钟至食材断生，捞出
焯好的食材，沥干水，装盘待用。

❸ 用油起锅，放蒜末爆香，倒入焯好的食材，
翻炒均匀，加入盐、鸡粉炒匀入味。

❹ 关火后盛出炒好的菜肴，装盘即可。

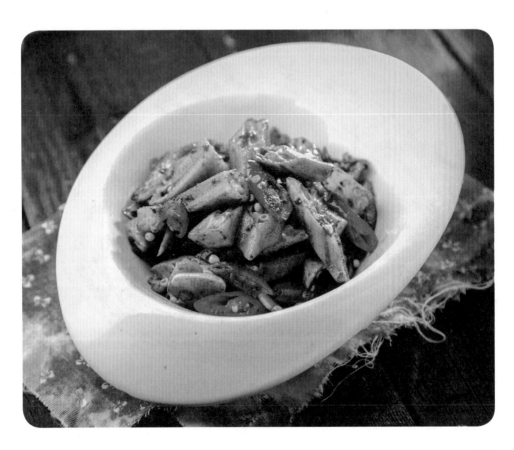

炒鸡肝

6~12岁
Day 3

材料

鸡肝 200 克, 土豆 70 克,
红甜椒 65 克, 香菜、姜片、
蒜末各少许, 盐 3 克, 鸡
粉 3 克, 料酒 8 毫升, 水
淀粉 3 毫升, 食用油适量

做法

❶ 将洗净的红甜椒切成片; 去皮洗好的土豆切
块; 将洗好的鸡肝切小块, 加盐、鸡粉、料
酒, 腌渍入味。

❷ 锅中注水烧开, 放入盐, 把鸡肝汆煮至转色,
捞出。

❸ 用油起锅, 放入姜片、蒜末爆香, 倒入鸡肝、
土豆、红甜椒, 拌炒匀, 淋入料酒, 炒香。

❹ 加入盐、鸡粉, 炒匀调味, 倒入适量水淀粉,
勾芡后出锅装盘放上香菜即可。

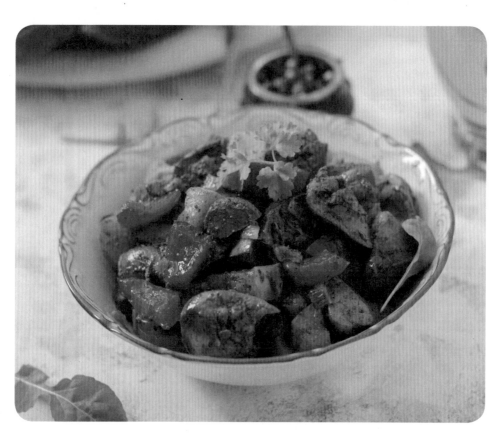

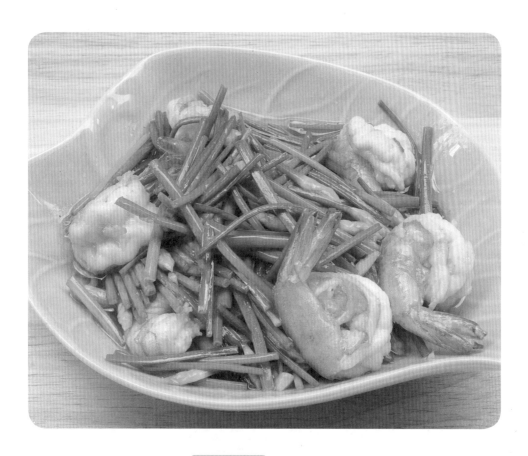

韭菜花炒虾仁

6~12岁
Day 3

材料

韭菜花 150 克，虾仁 50 克，盐 3 克，鸡粉 2 克，料酒 4 毫升，水淀粉、食用油各适量

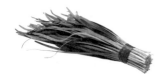

做法

❶ 将洗净的韭菜花切段；洗净的虾仁由背部切开，去除虾线。

❷ 把切好的虾仁装在碗中，加入少许盐、鸡粉，倒入水淀粉，拌匀，注入食用油，腌渍约 10 分钟。

❸ 用油起锅，放入韭菜花，倒入虾仁，淋入料酒，炒至虾身变色,炒至全部食材变得熟软,加入剩余的盐、鸡粉，炒匀。

❹ 倒入水淀粉勾芡，盛出炒好的食材，放在盘中即可。

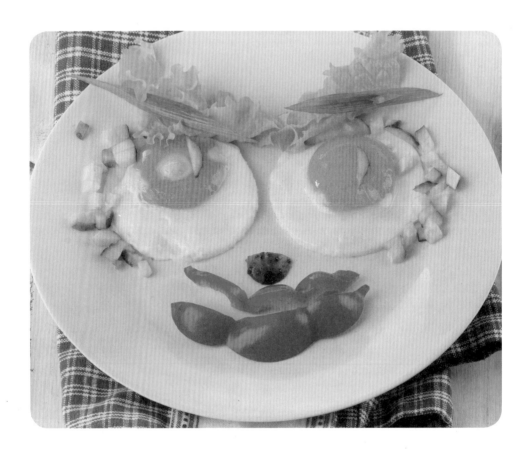

蔬菜煎蛋

6~12岁
Day 4

材料

红甜椒30克，鸡蛋2个，
生菜叶20克，黄瓜60克

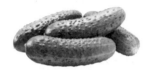

做法

❶ 鸡蛋煎成荷包蛋，摆入盘中。

❷ 黄瓜洗净，切成丁，摆盘。

❸ 甜椒切条，摆盘。

辣炒蛏子

6~12 岁
Day 4

材料

青甜椒2个，蛏子750克，姜片20克，蒜蓉10克，洋葱10克，辣椒酱10克，盐4克，鸡精3克，白糖2克，生抽3克，蚝油2克，淀粉6克，食用油适量

做法

❶ 将青甜椒洗净切片；蛏子用开水烫后洗净。

❷ 油下锅烧热，将姜片、蒜蓉在锅内炒香，加入青甜椒和蛏子、辣椒酱，加入适量清水炒1分钟。

❸ 加入所有调味料，炒匀勾芡后即成。

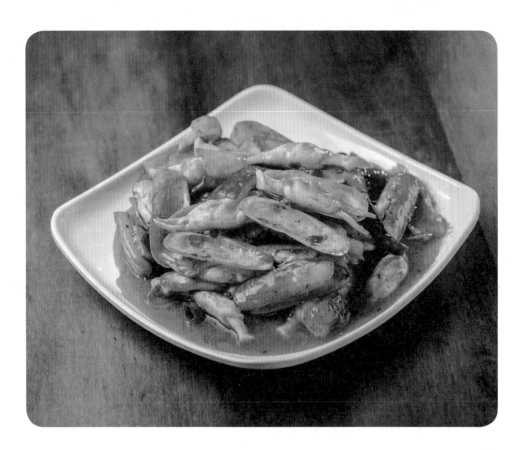

炖牛肉

6~12 岁
Day 4

材料

牛肉 260 克，彩椒 20 克，
豌豆 100 克，姜片少许，
盐适量，鸡粉 2 克，料酒
3 毫升，食粉 2 克，水淀
粉 10 毫升，食用油适量

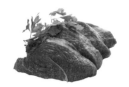

做法

❶ 将洗净的彩椒切丁；洗好的牛肉切片，加入盐、
料酒、食粉、水淀粉、食用油，拌匀，腌渍
15 分钟，至其入味。

❷ 热锅注油，烧至四成热，倒入腌好的牛肉，
拌匀，捞出，沥干油。

❸ 用油起锅，放入姜片、彩椒、牛肉、料酒，
炒香，倒入豌豆，炒匀。

❹ 加清水，烧开后用小火炖煮 20 分钟。

❺ 加入盐、鸡粉、水淀粉，拌匀调味，盛出菜
肴即可。

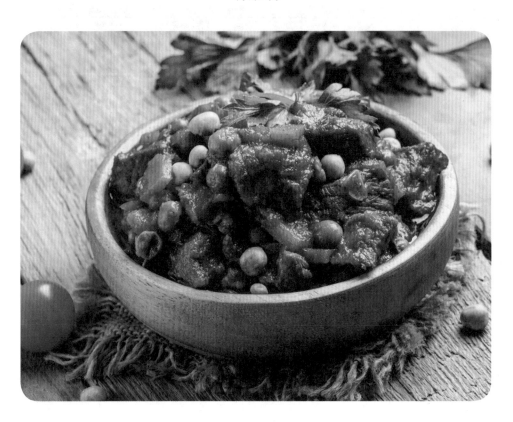

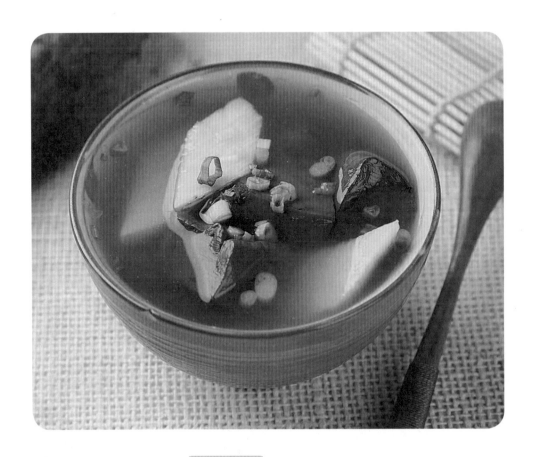

猪血山药汤

6~12岁
Day 5

材料

猪血 270 克，山药
70 克，葱花、盐、
胡椒粉各少许

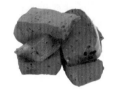

做法

❶ 洗净去皮的山药用斜刀切段，改切厚片，备用；洗好
的猪血切开，改切小块，备用。

❷ 锅中注入适量清水烧热，倒入猪血，拌匀，余去血渍，
捞出猪血，沥干水分，待用。

❸ 另起锅，注入适量清水烧开，倒入猪血、山药，盖上
锅盖，烧开后用中小火煮约 10 分钟至食材熟透。

❹ 揭开锅盖，加入少许盐拌匀，关火后待用。

❺ 取一个汤碗，撒入少许胡椒粉，盛入锅中的汤料，点
缀上葱花即可。

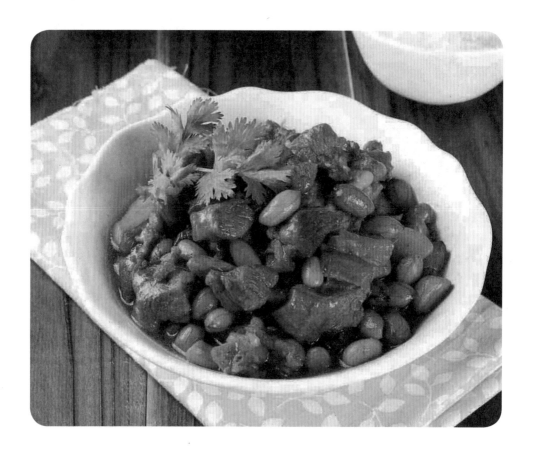

花生炖羊肉

6~12岁
Day 5

材料

羊肉 400 克，花生仁 150 克，葱段、姜片各少许，生抽、料酒、水淀粉各 10 毫升，盐、鸡粉、白胡椒粉各 3 克，食用油适量

做法

❶ 洗净的羊肉切厚片，改切成块，沸水锅中放入羊肉，搅散，余煮至转色，捞出，放入盘中待用。

❷ 热锅注油烧热，放入姜片、葱段，爆香，放入羊肉，炒香，加入料酒、生抽，注入300 毫升的清水，倒入花生仁，撒上盐，加盖，大火煮开后转小火炖30 分钟，揭盖，加入鸡粉、白胡椒粉、水淀粉，充分拌匀入味。

❸ 关火后将炖好的羊肉盛入盘中即可。

黑木耳炒黄花菜

6~12 岁
Day 5

材料

水发木耳 150 克，水发黄花菜 200 克，盐、味精、葱花、素鲜汤、水淀粉、食用油各适量

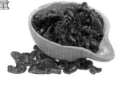

做法

❶ 木耳洗净，切丝；黄花菜洗净，挤去水分。

❷ 锅中放油烧热，先放入葱花煸香，再放入木耳、黄花菜煸炒，加入素鲜汤、盐、味精煸炒至入味，用水淀粉勾芡，盛出即可。

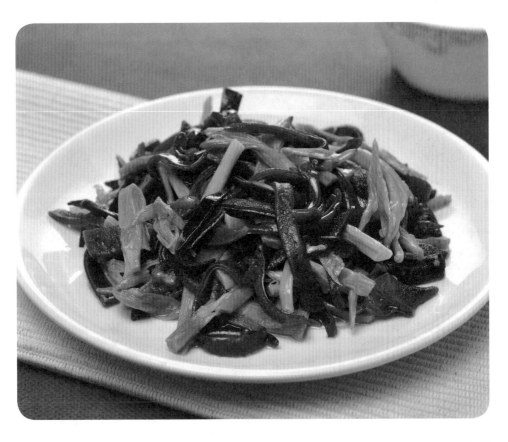

虾仁炒面

6~12 岁
Day 6

材料

熟面条 150 克，虾仁 100 克，胡萝卜、黄彩椒、红彩椒、葱花各适量，盐 2 克，生抽、芝麻油、料酒、食用油适量

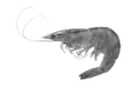

做法

❶ 洗净的胡萝卜切条；黄彩椒、红彩椒切丝。

❷ 沸水锅中倒入胡萝卜，焯煮片刻至断生，捞出沥干水分。

❸ 用油起锅，倒入适量葱花，爆香。

❹ 倒入面条，翻炒约 1 分钟，加入生抽、芝麻油，炒匀，将炒好的面条盛入碗中。

❺ 另起锅注油，倒入葱花、胡萝卜、黄彩椒、红彩椒、虾仁，炒匀，加入料酒、清水、盐，炒匀约 1 分钟至入味，将食材盛出，浇在面上即可。

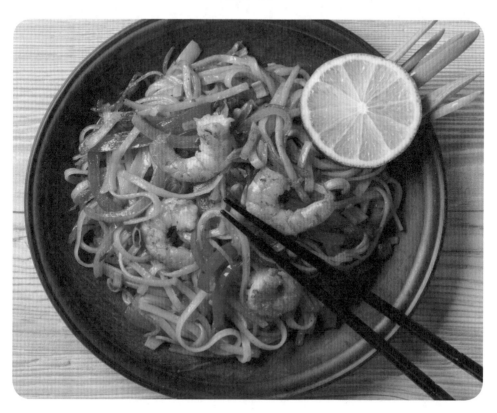

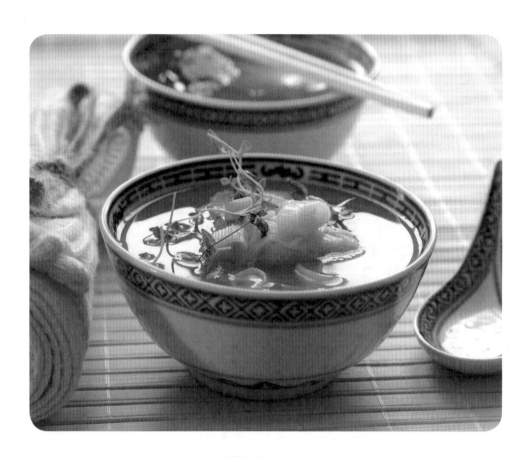

鲜味鱼块汤

6~12 岁
Day 6

材料

草鱼肉 300 克，姜片、葱段、牛至各少许，盐、鸡粉各 2 克，水淀粉 4 毫升，食用油适量

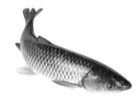

做法

❶ 将草鱼肉切块。

❷ 油锅烧热，倒入姜片、葱段爆香，放入鱼块，炸至金黄，加适量清水煮沸。

❸ 撇去浮沫，加入水淀粉煮开，加盐、鸡粉调味。

❹ 把煮好的汤料盛出，装入碗中，撒上葱段、牛至即可。

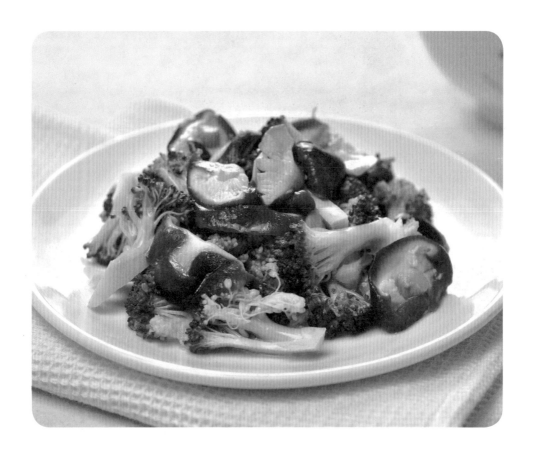

香菇西蓝花

6~12 岁
Day 6

材料

西蓝花 300 克，香菇 150
克，蒜蓉 5 克，盐适量，
鸡精 2 克，胡椒粉、食用
油各适量

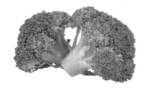

做法

❶ 香菇洗净，切块；西蓝花去根蒂，洗净切块。

❷ 锅中倒入清水烧开，调入少许盐，大火烧沸后，
放入香菇和西蓝花，焯后捞出沥干水分。

❸ 锅中油烧热，爆香蒜蓉，倒入香菇和西蓝花，调
入盐、鸡精、胡椒粉，炒匀，盛出即可。

莴笋炒白果

6~12 岁
Day 7

材料

去皮莴笋200克, 白果110克,
蒜末少许, 干辣椒20克, 盐、
鸡粉各2克, 料酒5毫升, 水
淀粉、食用油各适量

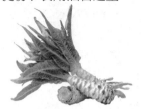

做法

❶ 莴笋切块; 干辣椒切段。

❷ 锅中注水烧开, 倒入白果、莴笋, 焯煮片刻,
捞出。

❸ 用油起锅, 放入蒜末、干辣椒, 爆香。

❹ 倒入白果、莴笋, 淋入料酒, 翻炒至熟。

❺ 加盐、鸡粉、水淀粉, 炒至食材入味即可。

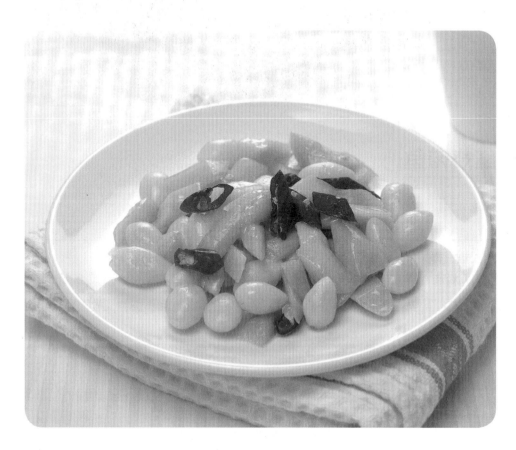

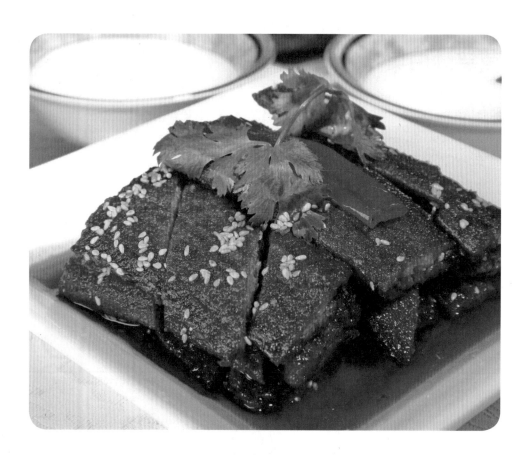

红烧带鱼

6~12 岁
Day 7

材料

带鱼肉 270 克，白芝麻、红甜椒、香菜各少许，盐 2 克，料酒 9 毫升，豆瓣酱 10 克，生粉、食用油各适量

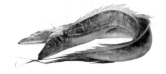

做法

❶ 带鱼肉两面切上网格花刀，装碗，加盐、料酒、生粉，腌渍 10 分钟。

❷ 用油起锅，放入带鱼块，小火煎至断生，捞出。

❸ 锅底留油烧热，倒入红甜椒爆香，放入豆瓣酱，炒出香味。

❹ 注入清水，放入带鱼块，加料酒，盖上锅盖，煮开后用小火焖 10 分钟。

❺ 盛出装盘，撒上白芝麻，点缀上香菜即可。